Cortical Bone Trajectory (CBT)法
― 理想の軌道がここにある ―

【編集】谷戸祥之・松川啓太朗

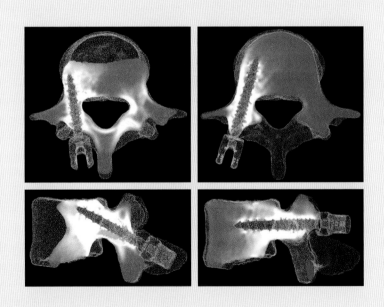

三輪書店

執筆者一覧

編集

谷戸 祥之 　国立病院機構村山医療センター・統括診療部長／手術部長

松川啓太朗 　防衛医科大学校整形外科

執筆（執筆順）

松川啓太朗 　防衛医科大学校整形外科
（1章, 2章2-2, 3章1, 2-1, 4-1, 5-1, Viewpoint 担当）

谷戸 祥之 　国立病院機構村山医療センター・統括診療部長／手術部長
（2章1-1, 3章2-2, 3-1, 3-2, 4-2, 5-2, Viewpoint 担当）

加藤 貴志 　国立病院機構村山医療センター整形外科
（2章1-2, 1-3 担当）

海渡 貴司 　大阪大学大学院医学系研究科器官制御外科学（整形外科）・助教／学内講師
（2章2-1 担当）

カバーの図の説明

表：有限要素解析により, CBT法（左）, 従来法（右）の固定性を比較した図です（p41の図13a, b, e, f を参照）.

裏：フクロウは右のX線透視正面像を模式化した図です（イラストは田口瑛子先生のご厚意による）. 椎体を顔に見立て, 両側の椎弓根を目, 棘突起を鼻にしています. CBT法スクリューの挿入方向が目の中の線で示されています.

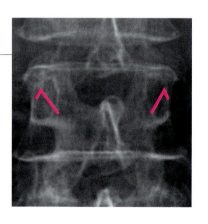

緒言

Cortical bone trajectory（CBT, 皮質骨軌道）は, 2009年にSantoni先生・Hynes先生らによって報告された新しい椎弓根スクリューの刺入軌道である. 2011年の夏の終わりにMedtronicによって初めて紹介されたときには, CBTはまったく未知のものであった. 皮質骨を通る軌道にスクリューを挿入する方法があるということだけであった. 当初, その話を聞いたときには, まったく理解しようともせず, 聞き流してしまった. その夜, 翌日の手術のことを考えていたとき, このCBTのことを思い出した. 翌日の手術例は脊椎変性側弯症であり, 特に回旋の強い凹側の椎弓根にスクリューを挿入するためには, 側方の展開を大きくしなければならず, そのことがひどく気に掛かっていた. もしCBTの方法が事実なら, 筋肉の剥離を最小限に抑え, 固定することができるのではないか. 翌朝, Medtronicの営業担当者に連絡し, 詳細な術式について問い合わせたが, ほとんど情報は得られなかった.

そこで, まず, このCBTが本当にその軌道をとることができるのか, 安全性はどうなのかの検討から始めることにした. 防衛医科大学校の秋永先生, 松川先生がそれまでに撮影されたCTを使用してCBTがそこに存在するのか, もし存在するなら, スクリューの径と長さはどれくらいになるのかを検討してくれた. 1週間で彼らの詳細な検討は終わり, CBTの存在は証明された. また, 挿入手技の統一を図るためにスクリューの刺入位置と外側角, 頭側角を設定した. 椎弓根を時計に見立て, 右のCBT法スクリューは7時から1時方向に頭側角をおおむね28度として挿入した. 実際の手術では, Hynes先生の論文に紹介されているように, CBT法の固定性は驚愕すべきものであった. それまでの椎弓根スクリューの挿入手技とまったく異なっていた. この設定した刺入位置が最も強固な固定性を得られ, 方向を少しでも誤ると予定された位置に挿入するのは非常に難しいこともわかった. そのため, X線透視装置の使用は当初から不可欠であると考えられた. CBTにしっかりと挿入するには硬い皮質骨を貫いていかなければならず, 逆に, 簡単にスクリューが挿入されてしまうときには理想的な軌道から逸脱している可能性があった. スクリューがCBTを外れれば, 単に短くて径の細いスクリューが椎弓に挿入されているだけとなり, 固定性は低下することが示唆された.

そこで, 次に, 理想的な軌道とその固定力を証明することが必要となった. スクリュー挿入時のトルクに着目し, 従来法との比較を行った. 臨床では, 骨密度, 年齢, 性差などを検討し, CBT法の挿入トルクは従来法に比較して優位に高いことが証明された. さらに, 防衛医科大学校の解剖学教室のご厚意で, 学生解剖実習用の献体をご遺族と相談して基礎研究に使用させていただくことができるようになった. その結果, 筆者らのさまざまな研究は進歩し始めた. 右に従来法, 左にCBT法によりスクリューを挿入し, そのトルクの比較, 胸椎CBT法, さらに従来法での挿入後にこれを抜き去り, 再度CBT法にてスクリュー挿入時のトルク計測など, 臨床的には不可能なさまざまな検討を行った. この研究時には, 研修医, 専修医, 研究科（大学院）の学生およびスタッフが総出で参加し, 若い医師には展開やCBT法, 従来法での挿入

などを教えることができ，充実した期間となった．特に，この研究で発見があったのは，CBT法と従来法では固定の主座が違うため，一度CBT法によるスクリューを挿入後に抜去して従来法によるスクリューを挿入しても固定力は変わらないことであった．すなわち，CBT法と従来法は刺入位置が違うこと，これがcross trajectoryの考え方の基礎となった．

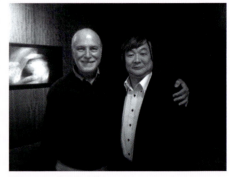

図1 Hynes先生と香港にて

2013年3月，香港でのHynes先生が主催のセミナーに呼ばれたとき，これまでの筆者らの研究成果を本人にお伝えできた（図1）．Hynes先生の考えた方法が日本でここまで詳細に分析，発展してきていることを非常に喜ばれていた．

繰り返すが，CBT法スクリューは椎弓根スクリューでありながら従来の軌道とはまったく違い，挿入方法を誤ると固定性が落ち，インストゥルメントとしての価値が消失する．一方，しっかりとした軌道をとることで，下記のように，さまざまな適応が広がる．つまり，CBT法により脊椎固定術の選択における革命的な拡大は，医師たちの意志によって一般的となる．

①骨質の低下した症例への固定術の適応が広がる（強固な固定力）．
②高齢者などの体力的に劣る症例への固定術の適応が広がる（低侵襲性）．
③筋肉量の多い若年者への固定術の適応が広がる（狭い展開）．
④術後悪化例へのサルベージ手術の適応が広がる（異なる軌道，cross trajectoryとの併用）．
⑤骨粗鬆症性椎体骨折例や偽関節例に適応が広がる（椎体形成術，従来法との併用）．
⑥脊椎変形例に適応が広がる（バックアウトに対する高い予防効果）．

また，CBT法は筋肉，脊髄神経後枝内側枝の温存，長期的な椎間関節干渉（facet joint violation）の軽減などに寄与し，隣接椎間障害を明らかに軽減する．さらに，筆者らの施設では，経皮的椎弓根スクリュー（PPS）法と比較すると，X線透視の積算時間が短い（10〜20秒）．さらに，放射線被曝量の低減に向けてウェアラブルディスプレイの活用を行っている．

近年，腰椎前方固定術はXLIF®（extreme lateral interbody fusion），OLIF（oblique lateral interbody fusion）の出現により，見直されるようになってきた．また，各種のPPSシステムも使いやすく改良されてきた．脊椎変性側弯症や脊柱後弯症にも積極的に手術が行われるように進歩してきた．CBT法はこれらのシステムとの併用により，今後もさらに発展していくものと考えられる．

2016年3月11日

谷戸 祥之

目 次

1章 CBT法の基礎

1. CBTの形態学的検討—そこに軌道はあるのか? … 2

2. CBT法の固定性の検討—本当に固定性は良いのか? … 7
1) キャダバーにおけるCBT法スクリューの固定性 … 7
2) 生体内におけるCBT法スクリューの固定性 … 11
3) 良好な固定性を得るための至適軌道とは? … 18

3. 有限要素解析によるCBT法の固定性の検討 … 25
1) 刺入軌道による椎弓根スクリューの引き抜き強度の比較 … 25
2) 従来法とCBT法の固定性の比較 … 32

2章 CBT法（腰椎）の臨床

1. 実際の手術法とpitfall … 46
1) 術前準備から体位 … 46
2) 展開から刺入点の策定 … 49
3) スクリュー挿入時の注意点 … 56

2. 臨床成績 … 60
1) 術後症例の評価—骨癒合・弛み … 60
2) 上位隣接椎間関節干渉の頻度 … 74

3章 CBT法の応用

1. 仙椎CBT法（PES法） … 84

2. 胸椎CBT法 … 91
1) 胸椎CBT法の基礎 … 91
2) 胸椎CBT法の実際 … 96

3. 多椎間固定・外傷への応用 … 100
1) 脊椎変性側弯への応用 … 100
2) 症例提示 … 101

4. Salvage procedure 105

1）キャダバーにおけるsalvage procedureの固定性の検討 105

2）Salvage procedureの実際 110

5. Cross trajectory法 115

1）Cross trajectory法の基礎 115

2）Cross trajectory法の応用 119

索引 124

あとがき 131

Viewpoint

- 論文による固定性の相違（松川）.. 9
- 椎体コンストラクトとしての長期固定性（松川）..................................... 9
- CBT法スクリューの椎体間へのcompression force（松川）........................ 10
- 椎体外側を穿破すべきか?（松川）.. 16
- CBTに適したスクリューの形状とは?（松川）...................................... 16
- 十分な固定性なくして低侵襲性なし（松川）... 22
- 固定下位椎のスクリュー刺入軌道（松川）... 30
- CBT法スクリューの至適サイズは?（松川）... 39
- 分離椎体に対するCBT法の適応の可否（松川）..................................... 40
- ウェアラブルディスプレイを用いた情報供給—放射線被曝の低減（谷戸）........ 47
- 感染椎体に対する使用の可能性（谷戸）.. 58
- スクリューの逸脱率（松川）.. 58
- 1椎間CBT法PLIF例の画像解析—術後骨囊胞形成の危険因子は?（松川）....... 59
- CBT法における上位隣接椎間関節干渉の意義（松川）.............................. 80
- スクリューヘッドを浮かせる理由（松川）... 80
- PES法が生まれるまで（松川）.. 89
- 胸椎CBT法のタップサイズは?（松川）... 94
- シンプルなことは重要?!（松川）.. 94
- 困ったときのCBT法（松川）.. 108
- Cross trajectory法の適応高位（谷戸）... 123

1章

CBT法の基礎

1 CBTの形態学的検討
—そこに軌道はあるのか？

はじめに

　Cortical bone trajectory（CBT，皮質骨軌道）は，2009年にSantoni, Hynesら[10]によって報告された椎弓根スクリューの新しい刺入軌道である．関節突起間部を刺入点とし，椎弓根に対して内側から外側へ，尾側から頭側へ向かう軌道をとり，スクリュースレッドと皮質骨が最大限に接触することが特徴である．論文ではCBT法の良好な固定性が紹介されていたが，その軌道については詳細な記載がなかった．従来法は①刺入点の同定が容易である，②解剖学的な椎弓根軸に沿った軌道をとるのに対し，CBT法は手技の習熟に難渋することが予想された．感覚的に"何となく軌道がありそうなこと"は理解できたが，"そこに本当に軌道はあるのか？"，"何を指標に，どんな方向に軌道を作ればいいのか？"，"スクリューのサイズはどうすればいいのか？"など，疑問点は多かった．筆者らはCBT法の導入にあたり，まずはその形態学的解明から着手した．

1 CTを用いたCBTの形態学的検討

1）対象

　腰椎精査目的でCTを撮影した100例470椎を対象とし，手術の既往・脊椎分離症などの形態異常・腫瘍などの椎体は除外した．男性92例，女性8例，平均年齢37歳（20～88歳）であった．CBTの刺入点の位置は，横突起下縁から1 mm

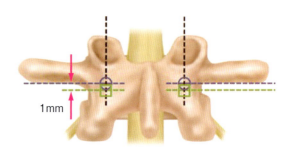

図1 ▶ 刺入点の位置
（Medtronicより許諾を得て転載）
刺入点の位置は，横突起下縁から1 mm尾側の水平線と上関節突起の中心線の交点とした．

尾側の水平線と上関節突起の中心線の交点とした（図1）．これはHynesら[2]が作成した手術手技書を参考にしたものである．挿入方向は，水平面で椎弓根の内外側縁の中点，矢状面で椎弓根の上下縁の中点を通るものとした（図2）[6,7]．画像解析としてAquariusNET（TeraRecon）を用い，以下の項目を検討した[6,7]．

2）刺入点の位置

　刺入点は椎弓根を時計に見立てると，図3[6]のように左椎弓根では5時付近（右椎弓根では7時付近）に近接していた．また，関節突起間部外縁から刺入点までの距離は，L1からL5まで順に，0.8，1.5，2.0，3.3，4.8 mmであった（図4）．

3）刺入軌道

　軌道径は，L1からL5まで順に，平均6.2，6.2，6.7，7.2，8.4 mmで，下位腰椎ほど大きくなる傾向を認めた（$P<0.01$）．軌道長は，平均36.8，38.2，

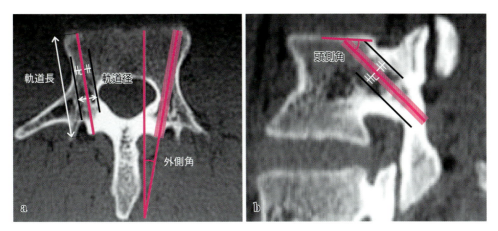

図2 ▶ 挿入方向と各種パラメーター（文献6, 7を改変）
挿入方向は，水平面（a）で椎弓根の内外側縁の中点，矢状面（b）で椎弓根の上下縁の中点を通る方向（赤線）とした．

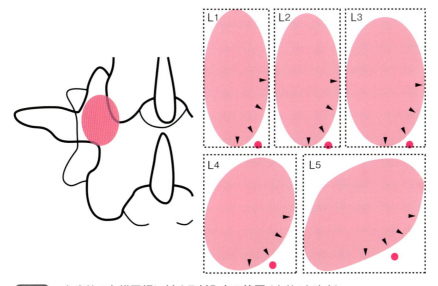

図3 ▶ 各高位の左椎弓根に対する刺入点の位置（文献6を改変）
刺入点は椎弓根を時計に見立てると5時の位置に近接する．

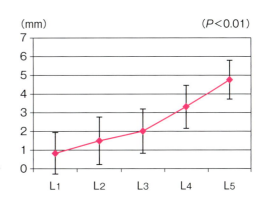

図4 ▶ 関節突起間部外縁から刺入点までの距離
上位腰椎に比べて下位腰椎ほど外縁から刺入点までの距離は大きかった．

1．CBTの形態学的検討—そこに軌道はあるのか？

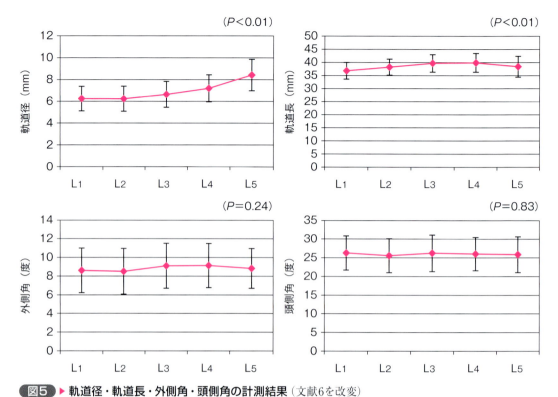

図5 ▶ 軌道径・軌道長・外側角・頭側角の計測結果（文献6を改変）
軌道径・軌道長は高位による有意差を認めたが，外側角・頭側角は高位によらずほぼ一定であった．

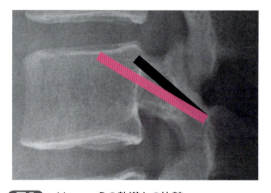

図6 ▶ Hynes らの軌道との比較
Hynes らの軌道（黒線）は椎体の middle column と posterior column の間に向かうのに対し，筆者らの軌道（赤線）は椎体のより前方まで向かっている．

39.7，39.9，38.4 mm（$P<0.01$）で，高位による有意差を認めた．椎体矢状面に対する外側角は，平均 8.6，8.5，9.1，9.1，8.8 度（$P=0.24$），椎体水平面に対する頭側角は，平均 26.3，25.6，26.2，26.0，25.9 度（$P=0.83$）で，高位による有意差を認めなかった（図5）[6]．

2 考察

　Hynes らの軌道は椎体の middle column と posterior column の間に向かうのに対し，筆者らの軌道は椎体のより前方まで向かうものとした（図6）．この背景には脊椎手術戦略の違いがある．Hynes らは側方経路腰椎椎体間固定（lateral interbody fusion：LIF）手技による強固な前方支柱再建や骨癒合促進のための骨形成蛋白質（bone morphogenetic protein：BMP）などを積極的に導入していたのに対し，筆者らは局所骨を用いた後方経路腰椎椎体間固定術（posterior lumbar interbody fusion：PLIF）を行っていた．当然，そこには後方インストゥルメンテーションに対する意義の相違があるため，筆者らは，椎体の middle column の把持性・椎体の荷重分散性を企図した軌道を設定した．ただし，皮質骨との接触を得るという CBT 法の本質は同様であり，CBT はその軌道において皮質骨と大きく 4 点で接触し

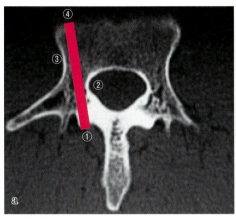
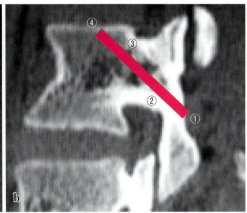

図7 ▶ 軌道と皮質骨の接触（文献6を改変）
a：水平面，b：矢状面．
背側から順に，①関節突起間部，②椎弓根内尾側，③椎弓根外頭側，④椎体辺縁部の主に4点で皮質骨と接触している．

ていることが確認された（図7）[6]．背側から順に，関節突起間部（刺入点），椎弓根内尾側，椎弓根外頭側，椎体辺縁部であるが，中でも関節突起間部は解剖学的に皮質骨が厚く強度が強いと報告されており[3,12,15]，CBT法の固定性に大きく寄与しているものと考えられた．同時に適切な刺入点の決定が重要ともいえた．Maiら[5]，瀧川ら[14]はCTのHounsfield単位を用いたスクリューの刺入軌道の3次元解析を行っているが，従来軌道に比べてCBTは細く短いスクリューにもかかわらず，骨密度の高い皮質骨に挿入されることで，高い固定性を有する可能性があると報告している．そして，この違いは，特に骨粗鬆症を有する高齢者において顕著であることが述べられている[5]．

本研究により，CBTの刺入点の位置が明らかになった．CBTは極めて特徴的な軌道をとることから，実際の術野において刺入位置の同定に難渋することが予想された．そのため，X線透視を使用することを念頭に置き，まずは刺入点と椎弓根の位置関係を検討した．椎弓根を時計に見立てると，刺入点は左側が5時，右側が7時の位置に近接しており，挿入方向は左側が5時から11～12時，右側が7時から0～1時の方向であった．筆者らは，これを椎弓根からみた理想的な刺入点の位置を示す地図という意味で，"pedicle map"

と呼び，術中の参考としている．X線透視下のpedicle mapに準じた刺入点の決定は，解剖学的ランドマークの露出を最小限にした最小侵襲手術への応用や再手術・高度変性例などにおいて非常に有用であるとともに，適切な固定強度を得るためにも有用である．また，関節突起間部外縁から刺入点の距離を検討したが，これは同部位が腰椎変形の影響を受けにくく，術中の重要な解剖学的ランドマークになると考えたためである[4,11,13]．このことにより，X線透視の使用の有無にかかわらず，より確実な術中の刺入点の同定のためには，関節突起間部外縁までの露出が望ましい．

CBTの挿入方向の検討では，腰椎高位により解剖学的な椎弓根の形態や椎弓根軸は異なるものの[1,8,9]，挿入方向は有意差がなく，椎体矢状面に対する外側角は8～9度，椎体水平面に対する頭側角は25～26度とほぼ一定であった．Zhangら[16]は86例（平均年齢59歳）の腰椎CTを用いたCBTの形態学的検討を行い，外側角が9～15度，頭側角が23～27度と報告している．筆者らの結果と頭側角が近似しているものの，外側角が若干異なる点は興味深い．これは，Zhangらは刺入点の位置を椎弓根の内縁と下縁の交点に設定しており，筆者らの刺入点の位置に比べると下位腰椎ほど関節突起間部の内側に位置するため

と考える．なぜなら，軌道の方向というのは，究極的には"刺入点からみた椎弓根の方向"に他ならないためである．

　本検討の限界は，挿入するスクリュー径の決定である．CBT の軌道径として椎弓根皮質外径を計測したが，果たして何 mm 径までの椎弓根スクリューが実際に許容されるかは不明である．Misenhimer ら[8]は，従来軌道の椎弓根スクリュー径の決定では，椎弓根の皮質内径を超える場合や皮質外径の 80％ を超える場合には椎弓根骨折を生じると報告している．CBT は従来軌道に比べて皮質骨との接触面積が大きく，適切なスクリュー径の決定については今後の詳細な検討を要する．

文　献

1）Alfonso M, Palacio P, Bastarrika G, et al：Does the shape of the L5 vertebral body depend on the height of CT slices in the pedicle? *Spine*（*Phila Pa 1976*）**33**：E1-E5, 2008

2）Hynes RA：*CD HORIZON LEGACY system. Cortical bone screw：surgical technique*. Medtronic Sofamor Danek, Memphis, 2009, pp1-21

3）Ivanov AA, Faizan A, Ebraheim NA, et al：The effect of removing the lateral part of the pars interarticularis on stress distribution at the neural arch in lumbar foraminal microdecompression at L3-L4 and L4-L5. *Spine*（*Phila Pa 1976*）**32**：2462-2466, 2007

4）Iwatsuki K, Yoshimine T, Ohnishi Y, et al：Isthmus-guided cortical bone trajectory for pedicle screw insertion. *Orthop Surg* **6**：244-248, 2014

5）Mai HT, Mitchell SM, Hashmi SZ, et al：Differences in bone mineral density of fixation points between lumbar cortical and traditional pedicle screws. *Spine J*, 2015, DOI：10.1016/j.spinee.201511.034

6）Matsukawa K, Yato Y, Nemoto O, et al：Morphometric measurement of cortical bone trajectory for lumbar pedicle screw insertion using computed tomography. *J Spinal Disord Tech* **26**：E248-E253, 2013

7）松川啓太朗，谷戸祥之，根本　理，他：新しい腰椎椎弓根スクリューの刺入法（cortical bone trajectory）―CT を用いた 100 例の形態学的検討．整形外科　**64**：6-11，2013

8）Misenhimer GR, Peek RD, Wiltse LL, et al：Anatomic analysis of pedicle cortical and cancellous diameter as related to screw size. *Spine*（*Phila Pa 1976*）**14**：367-372, 1989

9）Nojiri K, Matsumoto M, Chiba K, et al：Morphometric analysis of the thoracic and lumbar spine in Japanese on the use of pedicle screws. *Surg Radiol Anat* **27**：123-128, 2005

10）Santoni BG, Hynes RA, McGilvary KC, et al：Cortical bone trajectory for lumbar pedicle screws. *Spine J* **9**：366-373, 2009

11）白石　建，青山龍馬，山根淳一，他：新しい医療技術 Cortical bone trajectory（CBT）screw を用いた腰椎後方椎体間固定術―後方筋群へのさらなる低侵襲性を目指して．整・災外　**56**：69-75, 2013

12）Steffee AD, Biscup RS, Sitkowski DJ：Segmental spine plates with pedicle screw fixation. *Clin Orthop* **203**：45-53, 1986

13）Su BW, Kim PD, Cha TD, et al：An anatomical study of the mid-lateral pars relative to the pedicle footprint in the lower lumbar spine. *Spine*（*Phila Pa 1976*）**34**：1355-1362, 2009

14）瀧川朋亨，田中雅人，杉本佳久，他：CBT スクリュー刺入部の 3 次元解析．*J Spine Res* **5**：1452-1455, 2014

15）Weiner BK, Walker M, Wiley W, et al：The lateral buttress：an anatomic feature of the lumbar pars interarticularis. *Spine*（*Phila Pa 1976*）**27**：E385-E387, 2002

16）Zhang H, Ajiboye RM, Shamie AN, et al：Morphometric measurement of the lumbosacral spine for minimally invasive cortical bone trajectory implant using computed tomography. *Eur Spine J*, 2015, DOI：10.1007/s00586-015-4224-3

2 CBT法の固定性の検討
―本当に固定性は良いのか?

椎弓根スクリューは,その優れた固定性により脊椎変形の矯正・保持,術後の早期離床,外固定の簡略化などに大きく寄与し,脊椎固定術の主役を担っている.ただし,骨粗鬆症などにより骨質が低下した症例に対し,強固な固定性を得るにはいまだ課題があり,スクリューの弛みに伴った骨癒合不全・矯正損失などが臨床上の大きな問題となっている[2,3].今日の超高齢社会では,否応な

く脊椎変性疾患の患者(手術)が増えることが予想され,これは脊椎外科医共通の悩みといえる.良好な手術成績のためには椎弓根スクリューの固定性が必要不可欠といえるが,CBT法は骨粗鬆症などに対する新しい治療戦略として期待されている.前項でCBTの詳細な軌道について明らかにしたが,果たしてCBT法は本当に固定性が良いのであろうか?

1 キャダバーにおけるCBT法スクリューの固定性

① スクリュー単体の固定性

Santoniら[13]によって発表された最初の生体力学的検討では,14椎(平均年齢80.8歳)の骨粗鬆症性椎体を対象に,従来法(6.5 mm径×51 mm長)およびCBT法(4.5 mm径×29 mm長)で挿入した椎弓根スクリューの引き抜き強度の比較が行われた.その結果,CBT法により挿入されたスクリューの引き抜き強度は,従来法に比べて約30%高かった($P = 0.08$).両群の引き抜き強度は,二重エネルギーX線吸収法(DXA)による骨密度ではなく,おのおのの軌道上のCTのHounsfield単位と有意な相関を認めた.そして,CBT法のCT値は従来法の約2倍であり,CBT法スクリューは細く短いスクリューにもかかわらず,CT値の高い皮質骨と接触することにより,

高い固定性を発揮すると報告された.同様にトグルテスト(椎体矢状面方向へのスクリューの固定性)による比較も行われたが,従来法とCBT法のスクリューは同等の固定性を示した.さらにBaluchら[1]は,生理的負荷に近似させた条件として,頭尾側方向の繰り返し荷重(cyclic load)に対するスクリューの固定性を検討した.17椎(平均年齢63歳)を用いて従来法(6.5 mm径×45 mm長)とCBT法(4.5 mm径×32 mm長)を比較し,CBT法の優位性を報告している.これは,スクリューの弛みの機序を踏まえた極めて実践的な検討であり[6],CBT法スクリューは堅い皮質骨に対して細かい皮質骨スレッドが接触することで,高い固定性を発揮したと考察されている.一方,Wrayら[17]は,14体のキャダバー(平均年齢57歳)に対してスクリューの引き抜きテ

スト，トグルテストを行い，従来法とCBT法のスクリューの固定性に有意差はなかったと報告している．

以上，報告はさまざまであるが，動物実験や次項で述べる挿入トルクに関する報告も含めると[5, 8, 9, 15, 16]，全体としてCBT法の優位性を示す報告が根強い印象を受ける．ただし，多くの研究が引き抜き強度をはじめとした初期固定性を対象としており，今後は長期固定性を解明する生体力学的研究が望まれる．スクリュー単体でみた場合には，CBT法は高い固定性を発揮している一方，その骨・スクリュースレッド間の接触面積が小さいため ｜例：5.5 mm径×30 mm長（546 mm²）のスクリューは，6.5 mm径×40 mm長（853 mm²）に比べてスクリューの表面積が36%小さい｜，必然的に狭い範囲に応力が集中する．長期固定性の保持を考えた場合には，スクリューに掛かる応力を適切に分散させることも今後の課題である．

② 椎体コンストラクトとしての固定性

Perez-Orribo ら[11]は，28体のキャダバー（平均年齢55歳）を用い，スクリューとロッドを締結した1椎間固定モデルを作製し，椎体コンストラクトの生体力学的検討を行った．彼らは，前方椎間の処置として，intact disc，direct lateral interbody fusion（DLIF），経椎間孔的腰椎椎体間固定術（transforaminal lumbar interbody fusion：TLIF）の3群に分け，おのおの従来法（6.5 mm径×45〜55 mm長）とCBT法（4.5 mm径×25〜35mm長）でスクリューを設置し，屈曲・伸展・側屈・回旋負荷に対する固定性を評価した．その結果，全体的には前方椎間の処置によらず，従来法とCBT法は同等に椎間可動性を制御していた．ただし，その詳細を比較すると，① intact disc に対する回旋負荷，② TLIF 処置に対する側屈負荷に対し，CBT法は従来法に比べて有意に stiff zone が増大していた．DLIF 処置を行った場合には，両群間の椎体制動性はすべてのモーメントに対して有意差を認めなかった．

一方，Oshino ら[10]はシカ腰椎（L5〜L6）の椎間板・椎間関節・後方靱帯の損傷モデルに対し，従来法（6.5 mm径×30 mm長）とCBT法（4.5 mm径×25 mm長）による椎体制動性を比較した．すべての負荷（屈曲・伸展・側屈を組み合わせた8種の bend test ならびに axial test）に対し，CBT法のほうが可動域を低減させた（有意差なし）と報告した．ヒトのキャダバーを対象とした研究ではないため，解釈に一定の注意を要するものの，CBT法と従来法は椎体コンストラクトとしての固定性は同等と結論づけている．

まとめ

以上をまとめると，CBT法によるスクリュー単体としての固定性は高いものの，椎体コンストラクトとしての固定性は従来法とおおむね同等と考えられた．これには，CBTの特徴的な刺入軌道が関与していると推測する．椎体水平面でみた場合には，CBT法はスクリューヘッドが正中に近接しているため，そのレバーアームが短く，側屈・回旋に不利に働く可能性がある[11]．また，椎体矢状面でみた場合には，CBTは従来軌道に比べて椎体に対する刺入深度が浅く，椎体荷重分散性に劣る可能性がある．つまり，CBTと従来軌道を比較すると，CBT法によるスクリュー単体の固定性は "＋" に働く反面，椎体を把持する unit としては "－" に働くため，結局のところトータルで "±0" となっているのかもしれない．良好な臨床成績を得るためには，CBTの宿命ともいえる椎体コンストラクトの特性を十分に理解すべきであり，同時にスクリュー単体の固定性を十分に獲得することが重要と考える．

Viewpoint 論文による固定性の相違

　本項で紹介した生体力学的研究結果はさまざまである．その背景として，次の要因が挙げられる．
①対象検体の年齢（骨質）がさまざまである．
②実験プロトコールがさまざまである．
③使用されるCBT法スクリューのサイズがさまざまであり，同時に比較対照として使用される従来法スクリューのサイズもさまざまである．
④報告者により選択されるCBT法の軌道がさまざまである．

　スクリューの固定性には，スクリューの形状，骨質，挿入法が大きくかかわるが[4]，特にCBT法の場合には"選択される軌道"の要素は重要と考える．CBT法はその名のとおり，"皮質骨との接触"が根本にあるが，中にはスクリューと皮質骨が十分に接触していないと思われる報告も散見される．臨床的にも生体力学的にもスクリューの設置位置により，その固定性が大きく異なることが報告されている[7,12]．

Viewpoint 椎体コンストラクトとしての長期固定性

　ひとえに"固定性が良い"といっても，その解釈には注意が必要である．固定性とは何を指しているのか？　スクリュー単体の固定性なのか，椎体コンストラクトとしての固定性なのか．また，初期固定性の話をしているのか，それとも長期固定性なのか．良好な手術成績を考えた場合には，椎体コンストラクトとしての長期固定性を念頭に置くのが現実的であろう．臨床医はスクリューの固定性を術中のスクリューの"効き"として認識する．まさに，これが次項で述べるスクリューの挿入トルクである．常に単体の固定性（＝木）だけでなく長期的な椎体コンストラクトの固定性（＝森）を意識することが望まれる．"木を見て森を見ず"ではないが，スクリュー単体の固定性が良いことに甘え，手術の本質を忘れては本末転倒である．必ずしも，"スクリューが効くこと"と"スクリューが適切に機能すること"は"イコール"ではない．

Viewpoint CBT法スクリューの椎体間へのcompression force

　　CBT法を初めてみたときのセンセーショナルな感覚を今でも覚えている．"低侵襲なのはわかる．でも，こんなスクリューが本当に効くのか？　そもそも，こんな向きに入っていてcompression forceは掛かるのか？"．とんでもないものを目にした驚きもあり，どこか信じがたかった．前者について，スクリューの固定性は数々の知見により明らかになりつつある．後者についてはどうだろう．CBTは従来軌道に比べて椎体内の刺入深度が浅く，そのためにPLIF時に椎体間にcompression forceが十分に伝達されないのではないか？　残念ながら，いまだに一定の見解は得られていない．筆者らは，キャダバーを用いて，郭清した椎間板腔に圧モニターを挿入し，スクリュー間に圧縮荷重を掛けたときの挙動を調査した．その結果，CBTは従来軌道と同等以上の椎間板腔のcompression forceが得られた．結果は異なるものの，田中ら[14]は興味深い知見を報告している．ブタを用いた実験を行い，CBTは従来軌道に比べ，椎体前方へのcompression forceの伝達が劣る可能性があると述べている．ブタを用いていること，刺入軌道が筆者らと異なるために何ともいえないが，なるべく深く椎体内にスクリューを挿入したほうが良いのかもしれない．まさに現在解明中の課題である．

文献

1) Baluch DA, Patel AA, Lullo B, et al：Effect of physiological loads on cortical and traditional pedicle screw fixation. *Spine（Phila Pa 1976）* **39**：E1297-E1302, 2014

2) DeWald CJ, Stanley T：Instrumentation-related complications of multilevel fusions for adult deformity patients over age 65：surgical considerations and treatment options in patients with poor bone quality. *Spine（Phila Pa 1976）* **31**：S144-S151, 2006

3) Hu SS：Internal fixation in the osteoporotic spine. *Spine（Phila Pa 1976）* **22**：S43-S48, 1997

4) İnceoğlu S, Montgomery WH, Clair SS, et al：Pedicle screw insertion angle and pullout strength：Comparison of 2 proposed strategies. *J Neurosurg Spine* **14**：670-676, 2011

5) 伊藤陽平，石田　航，勝畑知之，他：Hybrid MIS-TLIFにおける左右異なるtrajectoryで挿入されたスクリュートルク値の比較. *J Spine Res* **5**：1168-1172, 2014

6) Law M, Tencer AF, Anderson PA：Caudo-cephalad loading of pedicle screws：biomechanisms of loosening and methods of augmentation. *Spine（Phila Pa 1976）* **18**：2438-2443, 1993

7) Matsukawa K, Taguchi E, Yato Y, et al：Evaluation of the fixation strength of pedicle screws using cortical bone trajectory：what is the ideal trajectory for optimal fixation? *Spine（Phila Pa 1976）* **40**：E873-E878, 2015

8) Matsukawa K, Yato Y, Kato T, et al：In vivo analysis of insertional torque during pedicle screwing using cortical bone trajectory technique. *Spine（Phila Pa 1976）* **39**：E240-E245, 2014

9) 松川啓太朗，谷戸祥之，今林英明，他：Cortical bone trajectoryの術中salvage法としての有用性. *J Spine Res* **5**：1461-1464, 2014

10) Oshino H, Sakakibara T, Inaba T, et al：A biomechanical comparison between cortical bone trajectory fixation and pedicle screw fixation. *J Orthop Surg Res* **10**：125, 2015

11) Perez-Orribo L, Kalb S, Reyes PM, et al：Biomechanics of lumbar cortical screw-rod fixation versus pedicle screw-rod fixation with and without interbody support. *Spine（Phila Pa 1976）* **38**：635-641, 2013

12) 佐久間　毅，小谷俊明，赤澤　努，他：Cortical bone trajectoryスクリューにおけるルースニングの発生率とその危険因子の評価. *J Spine Res* **6**：1489-1492, 2015

13) Santoni BG, Hynes RA, McGilvary KC, et al：Cortical bone trajectory for lumbar pedicle screws. *Spine J* **9**：366-373, 2009

14) 田中健誠，上野正喜，酒井利奈，他：CBTと従来軌道による後方椎体間固定術モデルにおける圧縮荷重時の椎体間圧迫力の比較. *J Spine Res* **6**：33-38, 2015

15) Ueno M, Sakai R, Tanaka K, et al：Should we use cortical bone screws for cortical bone trajectory? *J Neurosurg Spine* **22**：416-421, 2015

16) 上野正喜，井上　玄，中澤俊之，他：Cortical bone trajectoryと従来軌道による椎弓根スクリューの術中挿入トルクの比較. 東日本整災会誌 **25**：159-163, 2013

17) Wray S, Mimran R, Vadapallis S, et al：Pedicle screw placement in the lumbar spine：effect of trajectory and screw design on acute biomechanical purchase. *J Neurosurg Spine* **22**：503-510, 2015

2 生体内におけるCBT法スクリューの固定性

　CBT法スクリューの固定性について，前項では主にキャダバーを用いた生体力学的知見について紹介した．本項では，生体内におけるCBT法スクリューの固定性について検討する．一般にスクリューの初期固定性の指標として引き抜き強度が用いられているが，本研究ではスクリューの挿入トルクについて検討した．過去の研究により，引き抜き強度と挿入トルクの高い相関が報告されており，挿入トルクはスクリューの固定性を示す客観的な指標になり得ると考えた[4, 15, 23]．

1 方法

　2012年6月～2013年3月に，CBT法および従来法を用いて脊椎固定術を行った連続した48例{男性25例，女性23例，平均年齢63.3±15.6歳（25～87歳）}を対象とした[11]．症例の内訳は，腰椎変性すべり症29例，腰椎椎間板症6例，その他13例であった．計202本の椎弓根スクリューのうち，CBT法によるスクリューの挿入を164本，従来法による挿入を38本に行った．また，48例のうち8例28椎弓根（男性4例，女性4例，平均年齢68.8±8.3歳）に対しては，片側はCBT法，対側は従来法によるスクリューの挿入を行った（以下，H群）．H群の手術適応は椎間孔狭窄例であり，片側は除圧に伴って広範な骨切除を要したため，CBT法ではなく従来法によりスクリューを挿入した（図1）[11]．

　手術は棘突起縦割進入法を行い，骨性除圧に先立ちX線透視下でスクリューの骨孔を作製した．次に神経除圧および椎体間操作を行い，最後にスクリューを挿入してロッドと締結した[22]．以下にCBT法・従来法，おのおののスクリュー挿入法について詳述する．

　CBT法の刺入点は，椎弓根を時計に見立てた際におおむね左側の椎弓根の5時，右側の椎弓根の7時の位置のやや尾側とした．挿入方向は，椎体水平面に対する頭側角25度，椎体矢状面に

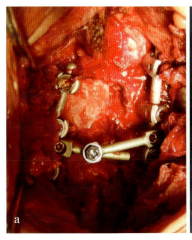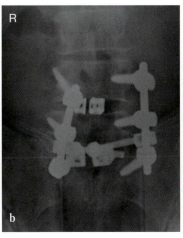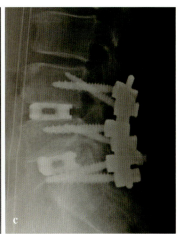

図1 ▶ H群の代表例（文献11を改変）
a：術中写真．b：X線正面像．c：X線側面像．
70歳，男性．L4変性すべり症＋左L5/S1椎間孔狭窄症に対して，L4～S1にPLIFを施行した．左L5/S1椎間関節切除に伴い，CBT法の至適刺入点と骨性除圧線が近接した．CBT法を行った場合には，スクリューの挿入時に刺入部の骨折が危惧されるため，左L5椎弓根に対しては従来法によりスクリューを挿入した．左L4・S1についても，冠状・矢状面におけるスクリューの配列を揃えるため，同様に従来法によりスクリューを挿入した．

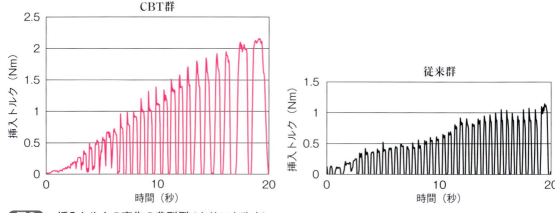

図2 ▶ 挿入トルクの変化の典型例（文献11を改変）
両群ともに経時的な挿入トルクの漸増を認めるが，従来群は終末にプラトーになるのに対し，CBT群は最後まで漸増している．

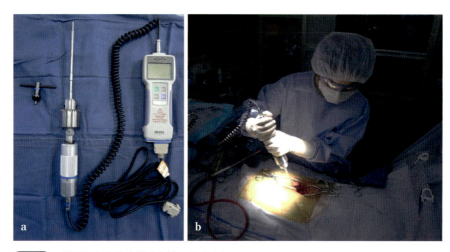

図3 ▶ 使用したトルク計（文献11を改変）
a：HTG2-5N，b：測定中の写真．
最大トルクおよび経時的なトルクの変化を測定可能である．

対する外側角10度を目安とし，2 mm径のエアドリルを用いて10 mm程度穿孔した[12]．頚椎（2.5 mm径）・胸椎・腰椎用（3.5 mm径）のプローブを用いて段階的に骨孔を拡大し[13]，使用スクリューと同サイズまでのタップを行った．一方，従来法の刺入点の位置は，Weinstein法に準じて上関節突起外側縁線と横突起の中央線の交点とし，解剖学的な椎弓根軸に沿った骨孔を作製した[21]．従来法のスクリューでは，使用スクリュー径より1 mm小さいサイズのタップを行った．
CBT法（CBT群）には5.5 mm径×30〜35 mm長，従来法（従来群）には6.5〜7.5 mm径×40〜45 mm長のスクリュー（CDH SOLERA®スパイナルシステム，Medtronic）を使用し，スクリュー挿入時のトルクを測定した．挿入トルクはスクリューの挿入とともに漸増したが，スクリューが適切に挿入されていること，スクリューヘッドが椎弓と接触していないことを確認し，その最大値を記録した（図2）[8]．トルク計は，HTG2-5N（精度±0.5%，イマダ）を使用した（図3）[8]．また，大腿骨頚部の骨密度と最大挿入トルクとの相関を検討した．2群間の比較はχ^2検定お

表1 ▶ 両群間の比較

	CBT群	従来群	P値
スクリュー数（本）	162	36	
症例数（例）*	42*	14*	
性別（男女比）	22：20	7：7	0.65
年齢（歳）	62.5±15.6	66.0±8.1	0.58
大腿骨頚部骨密度（g/cm^2）	0.77±0.15	0.79±0.13	0.93
スクリュー径（mm）	5.50±0.00	6.71±0.41	<0.01
スクリュー長（mm）	34.04±1.32	40.48±3.02	<0.01
最大挿入トルク（Nm）	2.49±0.99	1.24±0.54	<0.01

＊：8例は重複

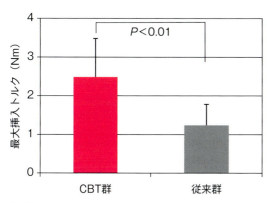

図4 ▶ 両群間の最大挿入トルクの比較
（文献11を改変）

CBT群の最大挿入トルクは2.49±0.99 Nmで、従来群の1.24±0.54 Nmと比較すると約2倍であり、有意差を認めた（P<0.01）。

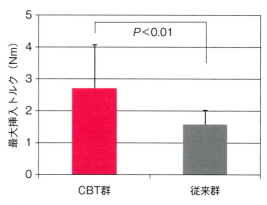

図5 ▶ H群内の最大挿入トルクの比較
（文献11を改変）

CBT群の最大挿入トルクは2.71±1.36 Nmで、従来群の1.58±0.44 Nmと比較すると約1.7倍であり、有意差を認めた（P<0.01）。

よび2標本t検定を用い，相関解析はPearsonの相関係数を求めた．すべての検定の有意水準はP<0.05とした．なお，本研究は，病院の倫理委員会の承認および患者からのインフォームドコンセントを得て行ったものである．

2 結果

術後CTで4本（CBT群2本，従来群2本）のスクリューに逸脱を認めたため，これらを除外し，CBT群162本，従来群36本のスクリューを対象とした．両群間の年齢（P=0.58），性別（P=0.65），骨密度（P=0.93）は有意差を認めなかったが，CBT群のスクリューは従来群に比べて有意に細く短かった（表1）．

CBT群の最大挿入トルクは2.49±0.99 Nmで，従来群の1.24±0.54 Nmと比較すると約2倍であり，有意差を認めた（P<0.01，図4[11]）．また，同一椎体に対して異なる挿入法を行ったH群（骨密度0.80±0.19 g/cm^2）における最大挿入トルクは，CBT群は2.71±1.36 Nmで，従来群の1.58±0.44 Nmと比較すると約1.7倍であり，有意差を認めた（P<0.01，図5[11]）．

CBT群（r=0.59，P<0.01），従来群（r=0.63，P<0.01）ともに挿入トルクと大腿骨頚部骨密度の間に中等度かつ有意な正の相関を認めたが，従来群のほうがより強い相関を示した（図6，7[11]）．

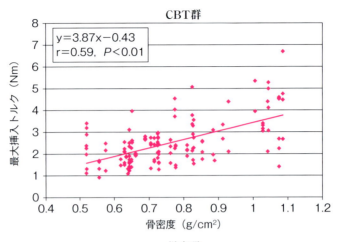
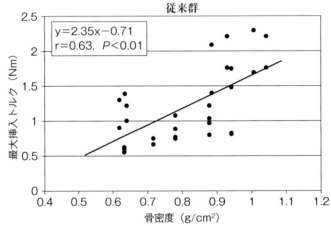

図6 ▶ 両群の挿入トルクと大腿骨頚部骨密度の相関
両群ともに中等度かつ有意な正の相関を認めた．

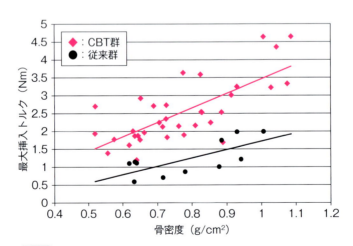

図7 ▶ CBT群と従来群の比較（文献11を改変）
各症例平均の最大挿入トルクと骨密度の関係を比較した．CBT群は従来群よりも高い最大挿入トルクを示した．

③ 考察

従来法による生体内の腰椎椎弓根スクリューの最大挿入トルクについて，Okuyamaら[16]は62例（平均年齢58歳）の検討で平均1.45 Nm，Bühlerら[2]は8例（平均年齢56歳）の検討で平均1.29 Nmと報告している．筆者らの研究結果（平均年齢63歳）では，従来群は平均1.24 Nmで，ほぼ同様の結果であったが，CBT群の最大挿入トルクは平均2.49 Nmで，いずれの報告よりも高値であった．一般に異なる形状のスクリュー間では，トルクの大小による固定性の評価は困難である[10]．しかし，本研究では従来群・CBT群ともに同一形状のスクリューを用いて比較しており，CBT法の優れた固定性が示された．

さらに，H群では，同一椎体の左右の椎弓根に対し，同一形状のスクリューを異なる方法で挿入することにより，よりバイアスの少ない比較を行った．CBT群と従来群の間には刺入軌道のほかに，トルクに影響を与える以下の4点の相違がある．

1）スクリュー径

椎弓根の皮質内径を超えない範囲では，使用するスクリュー径の増大に伴い固定性が増強するが[14,19]，従来群には6.5〜7.5 mm径を使用したのに対し，CBT群には5.5 mm径と細いスクリューを使用した．

2）スクリュー長

スクリュー長が長いほど固定性が増強すると報告されているが[7]，従来群には長さ40〜45 mmを使用したのに対し，CBT群には長さ30〜35 mmと短いスクリューを使用した．

3）骨孔のサイズ

Chatzistergosら[3]は，挿入するスクリューの外径に対する骨孔の径が大きいほど固定性が低下すると報告している．従来群・CBT群ともに腰椎用プローブ（3.5 mm径）で骨孔を作製したが，CBT群（5.5 mm径）は従来群（6.5〜7.5 mm径）に比べてスクリュー径が小さいため，相対的な骨孔の径が大きくなった．

4）タップのサイズ

タップのサイズによる挿入トルク・固定性の違いが報告されているが[3]，Kukloら[9]は，胸椎椎弓根スクリューの挿入において，1 mmのアンダーサイズのタップはスクリューと同サイズのタップに比べて挿入トルクが93%高かったと報告している．筆者らは，従来群には1 mmのアンダーサイズのタップを行ったのに対し，CBT群にはスクリュー挿入に伴う刺入部および椎弓根の骨折を回避するために同サイズのタップを行った．

以上4点において，CBT群には従来群に比べて不利な条件が働く反面，最大挿入トルクが約1.7倍であり，スクリューの良好な固定性が示された．伊藤ら[5]，上野ら[20]の報告とも，おおむね一致している．また，骨密度との相関において，従来群でより強い相関を呈したのは，従来群のスクリュー固定の主座が海綿骨であるのに対し，CBT群は固定の主座が皮質骨であり，骨粗鬆症性変化をより受けにくい部位をターゲットとしているからと考えられる[5,20]．

CBT法スクリューの長期成績として佐久間ら[18]は，非常に興味深い報告をしている．術後1年のCTでCBT法と従来法のスクリューを評価し，従来法は15.5%（54/348本）のスクリューに弛みを認めたのに対し，CBT法は4.8%（14/290本）と有意に少ないことを報告している．本結果でも，CBT法の良好な固定性が示されたが，今後の課題として，挿入トルクが長期的なスクリューの固定性をどの程度反映するかについては不明であり[16,17]，現在調査中である．

Viewpoint 椎体外側を穿破すべきか？

固定性を向上させるため，スクリューを bicortical に椎体外側を穿破する術者もいるが，対側の椎体皮質が薄く，さらに同部位における上位神経根損傷のリスクがあり，筆者らは積極的には推奨していない．また，意図せずに椎体外側ではなく仮に椎体終板を穿破してしまった場合には，当該高位の椎間板変性を進行させるため，長期的な隣接椎間障害の出現が懸念される．

Viewpoint CBT に適したスクリューの形状とは？

スクリューの固定性を語るうえで，スクリューの形状の関与は欠かせない．主に海綿骨を対象とした従来法と異なり，CBT 法を行うにあたっては，皮質骨を標的にしたスクリューの形状を念頭におくべきである．

スクリューの形状にかかわる要素は，スクリューの外径・内径，スレッド（ネジ山）の形状，スレッドの数などに分けられる．まず，スクリューの径については，一般的にスレッドが高いほど（≒スクリューの外径と内径の差が大きいほど）スクリューと骨の接触面積が大きくなり，引き抜き強度が増すことが知られている．Kim ら[6]は，スクリューの形状を比較した研究において，外径が一定（cylindrical）で，内径が先細りした（conical）スクリューが最も引き抜き強度が高いと報告している．この点は CBT 法においても同様と考えられるが，CBT のスクリューの基部には過大な応力が掛かることが予想されるため，スクリュー折損予防の観点から基部の内径が大きい形状が望ましい[1]．次に，スクリュースレッドの形状であるが，Kim ら[6]は，V shape（海綿骨スレッド），buttress shape（中間），square shape（皮質骨スレッド）のスクリューの引き抜き強度を比較し，V-shaped スレッドが最も高かったと報告している．V-shaped スレッドのスクリューは，理論的にスレッド間で把持できる骨量が多くなり，これが引き抜き強度に寄与したものと考える．ただし，スクリューに対して頭尾側方向の繰り返し荷重（生理的荷重）が掛かった場合には，V-shaped スレッドは周囲の骨に対して剪断力が働くことが予想される．つまり，急峻なスレッドの頂部に繰り返し荷重が掛かることにより，周囲の骨を破壊する方向に働いてしまう．CBT は皮質骨の豊富なスクリューの基部が固定性の要であり，生理的負荷に抵抗するためには，square shape に近いスレッドの形状が望ましいと考える．さらに，硬い骨と広い面積で接するためにスレッドの数は比較的多くてもいいかもしれない[8]．

文 献

1) Amaritsakul Y, Chao CK, Lin J：Biomechanical evaluation of bending strength of spinal pedicle screws, including cylindrical, conical, dual core and double dual core designs using numerical simulations and mechanical tests. *Med Eng Phys* **36**：1218-1223, 2014

2) Bühler DW, Berlemann U, Oxland TR, et al：Moments and forces during pedicle screw insertion：in vitro and in vivo measurements. *Spine (Phila Pa 1976)* **23**：1220-1228, 1998

3) Chatzistergos PE, Sapkas G, Kourkoulis SK：The influence of the insertion technique on the pullout force of pedicle screws：an experimental study. *Spine (Phila Pa 1976)* **35**：E332-E337, 2010

4) Halvorson TL, Kelly LA, Thomas KA, et al：Effects of bone mineral density on pedicle screw fixation. *Spine (Phila Pa 1976)* **19**：2415-2420, 1994

5) 伊藤陽平，石田 航，勝畑知之，他：Hybrid MIS-TLIF における左右異なる trajectory で挿入されたスクリュートルク値の比較．*J Spine Res* **5**：1168-1172, 2014

6) Kim YY, Choi WS, Rhyu KW：Assessment of pedicle screw pullout strength based on various screw designs and bone densities–an ex vivo biomechanical study. *Spine J* **12**：164-168, 2012

7) Krag MH, Beynnon BD, Pope MH, et al：Depth of insertion of transpedicular vertebral screws into human vertebrae：effect upon screw-vertebra interface strength. *J Spinal Disord* **1**：287-294, 1988

8) Krenn MH, Piotrowski WP, Penzkofer R, et al： Influence of thread design on pedicle screw fixation. *J Neurosurg Spine* **9**：90-95, 2008

9) Kuklo TR, Lehman RA：Effect of various tapping diameters on insertion of thoracic pedicle screws：a biomechanical analysis. *Spine (Phila Pa 1976)* **28**：2066-2071, 2003

10) Kwok AWL, Finkelstein JA, Woodside T, et al： Insertional torque and pull-out strengths of conical and cylindrical pedicle screws in cadaveric bone. *Spine (Phila Pa 1976)* **21**：2429-2434, 1996

11) Matsukawa K, Yato Y, Kato T, et al：In vivo analysis of insertional torque during pedicle screwing using cortical bone trajectory technique. *Spine (Phila Pa 1976)* **39**：E240-E245, 2014

12) Matsukawa K, Yato Y, Nemoto O, et al：Morphometric measurement of cortical bone trajectory for lumbar pedicle screw insertion using computed tomography. *J Spinal Disord Tech* **26**：E248-E253, 2013

13) 松川啓太朗，谷戸祥之，加藤貴志，他：cortical bone trajectory による腰椎椎弓根スクリューの刺入法—pedicle map を用いた刺入点の決定と three-step probing による骨孔作成．東日本整災会誌 **25**：54-57, 2013

14) Misenhimer GR, Peek RD, Wiltse LL, et al： Anatomic analysis of pedicle cortical and cancellous diameter as related to screw size. *Spine (Phila Pa 1976)* **14**：367-372, 1989

15) Myers BS, Belmont PJ, Richardson WJ, et al：The role of imaging and in situ biomechanical testing in assessing pedicle screw pull-out strength. *Spine (Phila Pa 1976)* **21**：1962-1968, 1996

16) Okuyama K, Abe E, Suzuki T, et al：Can insertional torque predict screw loosening and related failures? An in vivo study of pedicle screw fixation augmenting posterior lumbar interbody fusion. *Spine (Phila Pa 1976)* **25**：858-864, 2000

17) Ozawa T, Takahashi K, Yamagata M, et al： Insertional torque of the lumbar pedicle screw during surgery. *J Orthop Sci* **10**：133-136, 2005

18) 佐久間　毅，小谷俊明，赤澤　努，他：Cortical bone trajectory スクリューにおけるルースニングの発生率とその危険因子の評価．*J Spine Res* **6**：1489-1492, 2015

19) Soshi S, Shiba R, Kondo H, et al：An experimental study on transpedicular screw fixation in relation to osteoporosis of the lumbar spine. *Spine (Phila Pa 1976)* **16**：1335-1341, 1991

20) 上野正喜，井上　玄，中澤俊之，他：Cortical bone trajectory と従来軌道による椎弓根スクリューの術中挿入トルクの比較．東日本整災会誌 **25**：159-163, 2013

21) Weinstein JN, Spratt KF, Spengler D, et al： Spinal pedicle fixation：reliability and validity of roentgenogram-based assessment and surgical factors on successful screw placement. *Spine (Phila Pa 1976)* **13**：1012-1018, 1988

22) 谷戸祥之，朝妻孝仁，今林英明：CBT（cortical bone trajectory）による椎弓根スクリュー法．脊椎脊髄 **25**：657-664, 2012

23) Zdeblick TA, Kunz DN, Cooke ME, et al：Pedicle screw pullout strength：correlation with insertional torque. *Spine (Phila Pa 1976)* **18**：1673-1676, 1993

3 良好な固定性を得るための至適軌道とは？

　CBT法は急速に普及しつつある一方で，その術式・刺入軌道は諸家によりさまざまで，混沌としているのが現状である．果たしてスクリューの刺入軌道により，CBT法の固定性はどのように異なるのであろうか（図1）？　本項では，スクリューの挿入トルクと刺入位置をretrospectiveに術後CTで評価することにより，CBT法の固定性に寄与する因子を検討した．

1 方法

　2012年6月〜2014年10月に，CBT法を用いて脊椎固定術を行った72例268椎弓根スクリューを対象とした（前項の対象48例のうち本研究に必要なデータの揃っている23例を含む）[6]．仙椎に挿入したスクリューおよび術後CTで逸脱を確認したスクリューは除外した．男性30例，女性42例で，平均年齢は63.9±14.8歳（25〜87歳）であった．疾患の内訳は，腰椎変性すべり症48例，腰椎椎間板症14例，腰部脊柱管狭窄症6例，腰椎変性側弯症4例であった．スクリューの挿入高位の内訳は，L2が8椎弓根，L3が36椎弓根，L4が108椎弓根，L5が116椎弓根であった．前項と同様の方法で，腰椎椎弓根スクリューを挿入し，固定性を示す客観的指標として挿入トルクを測定した[7]．スクリューは全例で5.5 mm径のCDH SOLERA®スパイナルシステム（Medtronic）を用いた．

　最大挿入トルクに寄与する因子を検討した．検討項目は，①年齢，②骨密度（大腿骨頸部骨密度・腰椎骨密度），③椎弓根径（縦径・横径），④スクリュー長，⑤骨内スクリュー長，⑥椎体内スクリュー長，⑦椎弓内スクリュー長，⑧頭側角，⑨外側角，⑩スクリュー中心と椎弓根下縁の距離，⑪スクリュー中心と椎弓根内縁の距離とした．骨密度は，DXAにより術前に計測した．全例で，術後1週間以内にスライス厚1 mmで腰椎CTを撮影し，ZIOSTATION®（精度±0.1 mm，±0.1度，ザイオソフト）を用いて，スクリュー長軸に沿った画像を再構成し，各項目を計測した．骨内スクリュー長は刺入点からスクリュー先端までのスクリュー長，椎体内スクリュー長は椎体後壁か

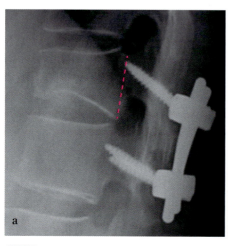 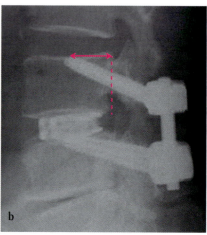

図1 ▶ 異なる刺入軌道により挿入されたスクリュー
a：Hynesらの原法に近い軌道．b：椎体の前方に向かう軌道．
両者の固定性はどのように異なるのであろうか？

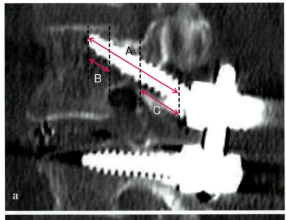
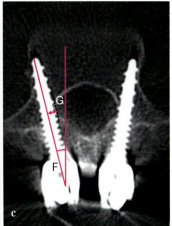
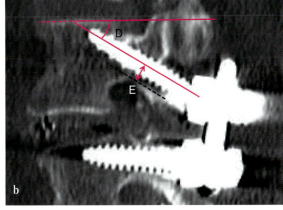

図2 ▶ 検討項目の計測法

スクリュー長軸に沿って再構成したCT（a, b：矢状断像，c：水平断像）を用い，検討項目を測定した．
A：骨内スクリュー長，B：椎体内スクリュー長，C：椎弓内スクリュー長，D：頭側角，E：スクリュー中心と椎弓根下縁の距離，F：外側角，G：スクリュー中心と椎弓根内縁の距離．

らスクリュー先端までのスクリュー長，椎弓内スクリュー長は刺入点から椎弓根移行部までのスクリュー長とした．また，頭側角は矢状面におけるスクリュー長軸と椎体終板の角度とし，外側角は水平面における椎体の矢状軸とスクリュー長軸の角度とした（図2）．

2群間の比較には2標本t検定，多群間の比較には一元配置分散分析（one-way ANOVA）を用い，下位検定にはTukeyのHonestly significant difference test（HSD検定）を用いた．まず，Pearsonの相関係数（r）を求め，各因子と挿入トルクの相関を評価した．このうち，有意項目については重回帰分析のステップワイズ法を行い，挿入トルクに寄与する因子を検討した．すべての検定の有意水準は $P<0.05$ とした．

2 結果

1）検討項目値

挿入トルクおよび検討項目の結果は表1に示すとおりである．挿入トルクは左右差（$P=0.87$），性差（$P=0.12$）を認めなかったが，腰椎高位による有意差を認めた（L2 vs L4，L2 vs L5，L3 vs L4，L3 vs L5：$P<0.05$）．

2）検討項目値と挿入トルクの相関

挿入トルクと有意に相関を認める因子は，年齢（$r=-0.38$，$P<0.01$），大腿骨頚部骨密度（$r=0.56$，$P<0.01$），腰椎骨密度（$r=0.45$，$P<0.01$），椎弓

表1 ▶ 検討項目値

高位	全腰椎 (n=268)	L2 (n=8)	L3 (n=36)	L4 (n=108)	L5 (n=116)
挿入トルク(Nm)	2.31±1.12	1.54±0.79	1.86±0.90	2.35±1.11	2.47±1.17
年齢（歳）	63.92±14.88	66.87±19.08	67.89±12.29	63.57±14.57	62.78±15.54
大腿骨頚部骨密度(g/cm²)	0.68±0.13	0.66±0.10	0.65±0.14	0.69±0.13	0.69±0.13
腰椎骨密度(g/cm²)	1.02±0.17	0.96±0.22	1.03±0.18	1.02±0.18	1.01±0.17
椎弓根横径(mm)	15.50±4.05	9.26±1.77	10.97±1.51	13.40±1.47	17.29±2.69
椎弓根縦径(mm)	14.40±1.67	15.53±1.26	14.21±1.36	13.75±1.38	14.99±1.78
スクリュー長(mm)	33.98±3.37	35.00±3.77	36.35±3.25	34.71±3.22	32.50±2.83
骨内スクリュー長(mm)	28.90±3.86	29.92±4.27	30.75±5.50	29.56±3.57	27.63±3.00
椎体内スクリュー長(mm)	10.70±3.50	13.72±3.89	11.15±2.97	9.71±3.20	11.29±3.70
椎弓内スクリュー長(mm)	13.05±2.18	11.01±1.93	13.25±2.24	13.58±2.19	12.64±2.01
頭側角（度）	25.43±6.36	24.15±6.68	26.43±4.59	27.74±5.22	22.86±6.87
外側角（度）	11.67±4.02	8.76±3.32	9.28±3.55	10.98±3.86	13.26±3.71
スクリュー中心と椎弓根下縁の距離(mm)	4.85±1.30	4.76±0.80	4.25±1.10	4.62±1.16	5.25±1.40
スクリュー中心と椎弓根内縁の距離(mm)	4.47±1.67	3.88±0.69	3.71±0.96	4.47±1.56	4.77±1.90

腰椎高位による有意差あり（Tukey の HSD 検定：L2 vs L4, L2 vs L5, L3 vs L4, L3 vs L5：$P<0.05$）．

表2 ▶ 検討項目値と挿入トルクの相関

	相関係数（r）	P値
年齢	−0.38	<0.01
大腿骨頚部骨密度	0.56	<0.01
腰椎骨密度	0.45	<0.01
椎弓根横径	0.22	<0.01
椎弓根縦径	0.15	0.05
スクリュー長	<0.01	0.81
骨内スクリュー長	−0.02	0.64
椎体内スクリュー長	−0.15	<0.01
椎弓内スクリュー長	0.20	<0.01
頭側角	0.21	<0.01
外側角	0.08	0.16
スクリュー中心と椎弓根下縁の距離	0.11	0.06
スクリュー中心と椎弓根内縁の距離	0.05	0.41

根横径（$r=0.22, P<0.01$），椎体内スクリュー長（$r=-0.15, P<0.01$），椎弓内スクリュー長（$r=0.20$, $P<0.01$），頭側角（$r=0.21, P<0.01$）であった（表2）．

3）重回帰分析

　年齢，腰椎骨密度は，おのおの挿入トルクと中等度に相関していたが，大腿骨頚部骨密度とも相関しており（年齢：$r=-0.53, P<0.01$, 腰椎骨密度：$r=0.49$, $P<0.01$），多重共線性を認めた．年齢，大腿骨頚部骨密度，腰椎骨密度の3因子のうち，挿入トルクとの相関が最も強く，また皮質骨の骨密度をより鋭敏に反映する大腿骨頚部骨密度を選択した[10]．したがって，挿入トルクと相関を認めた有意項目のうち腰椎骨密度と年齢を除外した因子に腰椎高位を加えて重回帰分析のステップワイズ法を行った．挿入トルクに寄与する因子は，

表3 ▶ 挿入トルクに寄与する因子（重回帰分析）

	推定値	95%信頼区間		β	P値
		下限	上限		
大腿骨頚部骨密度(g/cm²)	4.59	3.87	5.39	0.54	<0.01
椎弓内スクリュー長(mm)	0.08	0.04	0.12	0.18	0.03
頭側角(度)	0.04	0.02	0.06	0.14	0.04

β：標準偏回帰係数

大腿骨頚部骨密度（標準偏回帰係数 $\beta = 0.54$, $P<0.01$），椎弓内スクリュー長（$\beta = 0.18$, $P = 0.03$），頭側角（$\beta = 0.14$, $P = 0.04$）であった（表3）．回帰式は，挿入トルク $= 4.59 \times$ 大腿骨頚部骨密度(g/cm²) $+ 0.08 \times$ 椎弓内スクリュー長(mm) $+ 0.04 \times$ 頭側角(度) $- 2.88$（補正寄与率 $R^2 = 0.48$, $P<0.01$，残差の標準偏差 $= 0.72$）であった．分散拡大要因（Variance Inflation Factor：VIF）はいずれも5以下であり，多重共線性は認めなかった．

③ 考察

本研究によりCBT法の固定性は，患者固有の因子（骨密度）だけでなく，刺入軌道の選択（椎弓内スクリュー長，頭側角）により，異なることが明らかになった．過去の報告と同様[2,13,16]，骨密度は標準偏回帰係数が最も大きく，CBT法の固定性に最も寄与する因子であった．骨密度の中でも，腰椎骨密度に比べて大腿骨頚部骨密度とより強い相関を認めたのは，その評価法に由来すると考えられた．DXAの評価においては，腰椎骨密度は椎体の骨棘や椎間関節の肥厚などの脊椎変形の影響を受け，実際の骨密度と乖離することが報告されている[1]．興味深いのは，スクリュー長にかかわる因子の中で挿入トルクに寄与したのは，スクリュー長や椎体内スクリュー長などではなく，椎弓内スクリュー長であった点である．このことから，CBT法の固定性は主にスクリューの刺入点から椎弓根移行部までの椎弓で得られていることが示唆された．これを裏づけるように，解剖学的に同部位の骨密度が高いことが報告されている[4,5,14,15]．また，軌道の頭側角が大きくなると，必然的にスクリューは椎弓根に対してより

尾側の刺入点から挿入される．つまり，頭側角が固定性に寄与したのは，スクリューが皮質骨の豊富な関節突起間部とより多く接触するためと推測された[14,15]．スクリュー単体の固定性を向上させるためには，頭側角を大きくすること，椎弓内を通るスクリュー長をできるだけ長くすることが重要と考えられた．

これらの結果を踏まえて実践的なスクリューの刺入軌道を考えた場合には，以下の2点に留意すべきである．1点目は，スクリューヘッドの可動角度であり，これが物理的に大きな制約となる．スクリューとロッドの適切な連結のためには，頭側角はスクリューヘッドの可動角度を超えないのが現実的である．多くのスクリュー規格の可動角度を踏まえると，頭側角は25〜30度とするのが望ましい．2点目は，上位隣接椎間関節との干渉である．CBTの刺入点は，上位隣接椎間関節に近接するため，スクリューの干渉による椎間関節の変性の進行が懸念される．椎間関節から十分な距離をとった位置にスクリューを設置することが望ましいが，軌道の頭側角を一定にした場合には，刺入点をより尾側に設定することにより，椎弓内スクリュー長は理論的に長くなる．以上により，筆者らの考える矢状面における至適CBTスクリュー挿入法は，頭側角25〜30度として椎弓根下縁に沿った軌道であり，スクリューの先端はおおむね椎体終板の後方1/2〜1/3の位置に向かうものである（図3）[6]．外側角は，過去の検討に準じて8〜10度を目安とする[8]．注意点は，椎弓根下縁に沿った軌道とすることで，安全域がより狭くなる点，すなわちスクリュー逸脱による神経根損傷や挿入に伴った椎弓根骨折などが危惧される点である．安全で適切なスクリューの軌道を作製

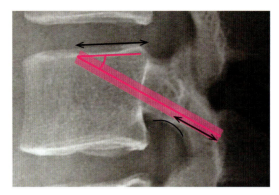

図3 ▶ 至適CBTスクリュー挿入法（文献6を改変）
皮質骨の豊富な関節突起間部を刺入点とし，頭側角25〜30度で椎弓根下縁に沿った軌道である．スクリューの先端はおおむね椎体終板の後方1/2〜1/3の位置に向かうものである．

するためには，X線透視（特に側面透視）が重要である．さらに，CBTは刺入点をより尾側に設定することで，自ずと椎体内スクリュー長も長くなるのが利点である．過去の生体力学的検討では，スクリューを椎体内に十分に挿入することにより，椎体に掛かる荷重を効果的に分散できると報告されている[3,9]．この観点で考えると，Santoniら[12]のCBT原法は，スクリュー先端が椎体のmiddle columnに十分に達していないため，荷重分散性の点で懸念がある．

本研究で得られた回帰式の寄与率は$R^2 = 0.48$であり，予測式として活用するには限界があるが，CBT法の固定性を詳細に検討した報告は過去になく，挿入トルクに影響を与える因子を明らかにした点は大きいと考える．CBT法により確実なスクリューの固定性・良好な臨床成績を得るためには，本結果を踏まえた刺入軌道の選択に留意すべきである．

> **Viewpoint** 十分な固定性なくして低侵襲性なし
>
> 　CBT法が日本に導入されたときには，その低侵襲性に重きが置かれて脚光を浴びた．さまざまな臨床報告にあるように，CBT法スクリューは外側への最小限の展開で挿入可能であり，傍脊柱筋や腰神経後枝内側枝などに対する低侵襲性に疑いがない．特に，腰神経後枝内側枝損傷は，筋肉の剥離に伴った直接原因だけでなく，直視下手術・経皮的椎弓根スクリュー法（PPS法）にかかわらず，従来軌道によるスクリューの挿入自体によって一定の確率で起こり得るものであり，CBT法は大きな利点があるといえる[11]．ただし，これらの低侵襲性はあくまでCBT法スクリューによる十分な固定性があって初めて成り立つ議論である．CBTは外頭側に向かう単なるtranspedicular trajectoryではなく，皮質骨との接触（cortical bone contact）を企図したスクリューの軌道である．CBT法は臨床成績がまだ十分に解明されておらず，特にスクリューに求められる固定性が高い症例（外傷，骨粗鬆症など）では，軌道の選択に厳密にならざるを得ない．当初，筆者らは5.5 mm径×30〜35 mm長のスクリューを多用していたが，最近は本研究結果に準じた軌道をとり，5.5 mm径×35〜40 mm長のスクリューの使用を基準としている（図4）．

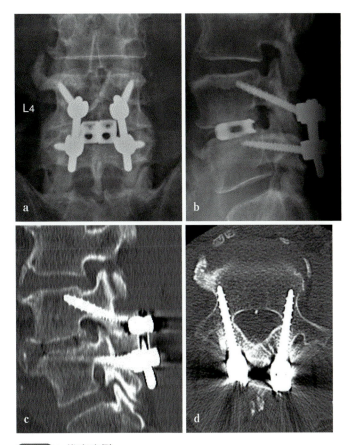

図4 ▶ 代表症例

a：X線正面像，b：X線側面像，c：CT矢状断像，d：CT水平断像（L4高位）．

72歳，男性．L4/L5 PLIF後．

L4は5.5 mm径×40 mm長，L5は5.5 mm径×35 mm長のスクリューを使用した．

文献

1) Bühler DW, Berlemann U, Oxland TR, et al：Moments and forces during pedicle screw insertion：in vitro and in vivo measurements. *Spine (Phila Pa 1976)* **23**：1220-1228, 1998
2) Carlson GD, Abitbol JJ, Anderson DR, et al：Screw fixation in the human sacrum：an in vitro study of the biomechanics of fixation. *Spine (Phila Pa 1976)* **17**：S197-S203, 1992
3) Chen SI, Lin RM, Chang CH：Biomechanical investigation of pedicle screw-vertebrae complex：a finite element approach using bonded and contact interface conditions. *Med Eng Phys* **25**：275-282, 2003
4) Ivanov AA, Faizan A, Ebraheim NA, et al：The effect of removing the lateral part of the pars interarticularis on stress distribution at the neural arch in lumbar foraminal microdecompression at L3-L4 and L4-L5. *Spine (Phila Pa 1976)* **32**：2462-2466, 2007
5) Li B, Jiang B, Fu Z, et al：Accurate determination of isthmus of lumbar pedicle：a morphometric study using reformatted computed tomographic imaging. *Spine (Phila Pa 1976)* **29**：2438-2444, 2004
6) Matsukawa K, Taguchi E, Yato Y, et al：Evaluation of the fixation strength of pedicle screws using cortical bone trajectory：what is the ideal trajectory for optimal fixation? *Spine (Phila Pa 1976)* **40**：E873-E878, 2015
7) Matsukawa K, Yato Y, Kato T, et al：In vivo analysis of insertional torque during pedicle screwing using cortical bone trajectory technique. *Spine (Phila Pa 1976)* **39**：E240-E245, 2014
8) Matsukawa K, Yato Y, Nemoto O, et al：Morphometric

measurement of cortical bone trajectory for lumbar pedicle screw insertion using computed tomography. *J Spinal Disord Tech* **26**：E248-E253, 2013

9) McKinley TO, McLain RF, Yerby SA, et al：Characteristics of pedicle screw loading：effect of surgical technique on intravertebral and intrapedicular bending moments. *Spine (Phila Pa 1976)* **24**：18-25, 1999

10) Mounach A, Abayi DAM, Ghazi M, et al：Discordance between hip and spine bone mineral density measurement using DXA：prevalence and risk factors. *Semin Arthritis Rheum* **38**：467-471, 2009

11) Regev GJ, Lee YP, Taylor WR, et al：Nerve injury to the posterior rami medial branch during the insertion of pedicle screws. *Spine (Phila Pa 1976)* **34**：1239-1242, 2009

12) Santoni BG, Hynes RA, McGilvary KC, et al：

Cortical bone trajectory for lumbar pedicle screws. *Spine J* **9**：366-373, 2009

13) Smith SA, Abitbol JJ, Carlson GD, et al：The effects of depth of penetration, screw orientation, and bone density on sacral screw fixation. *Spine (Phila Pa 1976)* **18**：1006-1010, 1993

14) Steffee AD, Biscup RS, Sitkowski DJ：Segmental spine plates with pedicle screw fixation. *Clin Orthop* **203**：45-53, 1986

15) Weiner BK, Walker M, Wiley W, et al：The lateral buttress：an anatomic feature of the lumbar pars interarticularis. *Spine (Phila Pa 1976)* **27**：E385-E387, 2002

16) Zindrick MR, Wiltse LL, Widell EH, et al：A biomechanical study of intrapeduncular screw fixation in the lumbosacral spine. *Clin Orthop* **203**：99-112, 1986

3 有限要素解析による CBT法の固定性の検討

ここまで，キャダバー，生体内における CBT スクリューの固定性について述べてきた．さまざまな新しい知見が得られたものの，さらなる生体力学的解明のためには，キャダバーを用いた詳細な研究が理想的である．ただし，日本国内におけるキャダバーの使用は極めて限定的であり，そのうえ，検体数の制限，検体の個体差などの問題か

ら，実践的かつ再現性のある検証は困難といわざるを得ない．有限要素解析は，複雑な形状・性質をもつ物体をコンピュータ上で細かな単純な要素に分割し，構造の力学的解析を行う方法であり，近年，脊椎外科領域の生体力学的検討に用いられている[2,4,6]．本項では，有限要素解析を用いて椎弓根スクリューの固定性を解明する．

1 刺入軌道による椎弓根スクリューの引き抜き強度の比較

椎弓根スクリューの固定性にかかわる因子として，スクリューの形状，骨密度についての報告が散見される一方，スクリューの刺入軌道に主眼をおいた報告は数少ない．本項では，CBT を含めた経椎弓根的な刺入軌道によるスクリューの引き抜き強度の違いを検証した[12]．

① 方法

1）対象

腰椎変性疾患に対して腰椎固定術を行った 20 例〔男性 10 例，女性 10 例，平均年齢 60.3 ± 17.2 歳（24〜88 歳）〕を対象とした．全例，脊椎手術，圧迫骨折，骨疾患の各既往がない症例であり，術前にスライス厚 1 mm で骨 CT を撮影した．

2）有限要素モデルの作製

有限要素解析用ソフトとして MECHANICAL

FINDER Version 6.2（計算力学研究センター）を使用した．まず，各症例の CT データから関心領域を抽出し，第 4 腰椎の 3 次元 CT モデルを作製した（図 1）．次に，CT モデルを，1 辺が 0.5 〜1.0 mm の正四面体のソリッド要素に分割し，節点数 150,000〜200,000 個，ソリッド数 800,000 〜1,000,000 個から構成される有限要素モデルを作製した．椎体の材料特性は不均質材料とし，CT の Hounsfield 単位から Keyak ら[9]の式により各要素の骨密度，Young 率，降伏応力を設定して，Poisson 比は 0.4 とした．

椎弓根スクリューには CDH SOLERA® スパイナルシステム（Medtronic）を使用し，μCT データをもとに同様にスクリューの有限要素モデルを作製した．スクリューの材料特性はコバルトクロムに準じ，Young 率は 220 GPa，降伏応力は 900 MPa，Poisson 比は 0.33 とした[11]．スクリューと

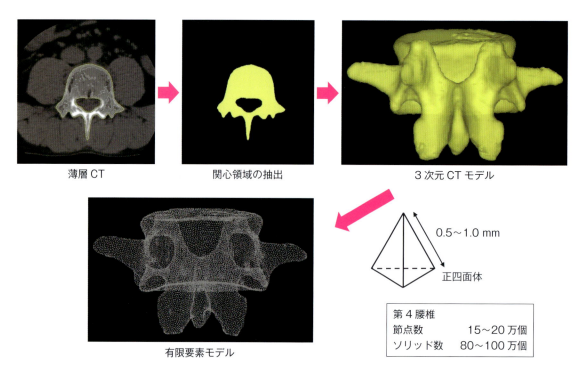

図1 ▶ 椎体の有限要素モデルの作製

CTから関心領域を抽出し，症例固有の3次元CTモデルを作製した．これをもとに，1辺が0.5～1.0 mmの正四面体のソリッド要素（ソリッド数80万～100万個）から構成される有限要素モデルを作製し，椎体の材料特性を付加した．

骨の境界は接触条件とし，摩擦係数はChaoら[4]の報告に準じて0とした（図2）[12]．

3) スクリューの刺入軌道

椎弓根スクリューには，5.5 mm径×35 mm長のサイズを使用し，5種の刺入軌道を設定した（図3）[12]．Weinstein法に準じた椎弓根軸に沿った従来軌道[20]，Roy-Camille法に準じた垂直軌道[15]，および椎弓根に対して内側から外側に向かう3種の外側軌道である[22]．外側軌道は，椎体矢状面に対する外側角を10度とし，それぞれ椎弓根の中央を通り，椎体水平面に対して25度尾側に向かう外尾側軌道，椎体水平面に平行な外側平行軌道，25度頭側に向かう外頭側軌道とした．外頭側軌道がCBTと一致するものである[13]．おのおののスクリューは，骨外の逸脱がなく，またスクリューヘッドと椎弓が接触しないように適切に設置した．

4) 評価方法

おのおのの刺入軌道について，スクリューの引き抜き強度を検討した．荷重拘束条件として，頭尾側の椎体終板面を完全拘束し，スクリューヘッドに荷重を加えた．スクリューの長軸方向に並進荷重を20 Nずつ掛けたときのスクリューの変位量を求め，荷重変位曲線の変曲点の荷重量を引き抜き強度と定義した（図4）．また，おのおのの刺入軌道の引き抜き強度とDXAにより術前に測定した大腿骨頸部，全腰椎，第4腰椎の骨密度との相関を検討した．多群間の比較には反復測定分散分析を用い，下位検定にはTukeyのHSD検定を用いた．相関解析にはPearsonの相関係数を求め，すべての検定の有意水準は$P<0.05$とした．

2 結果

引き抜き強度は，従来軌道が1,040±309 N，垂直軌道が1,081±268 N，外尾側軌道が1,104±281 N，外側平行軌道が1,260±327 N，外頭側軌道が1,401±278 Nであった．外頭側軌道は，引

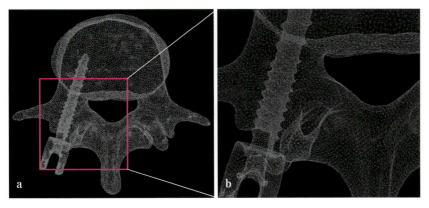

図2 ▶ スクリューの設置（文献12を改変）
a：各症例の第4腰椎有限要素モデルに椎弓根スクリューを設置した.
b：スクリューのスレッド構造まで詳細に再現されている（拡大図）.

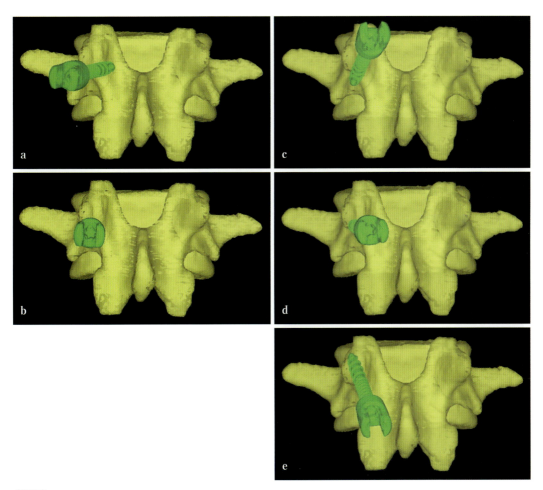

図3 ▶ 5種の異なる刺入軌道（文献12を改変）
a：従来軌道，b：垂直軌道，c：外尾側軌道，d：外側平行軌道，e：外頭側軌道.
5種の経椎弓根的な刺入軌道を設定した．外頭側軌道（e）がCBTに相当する.

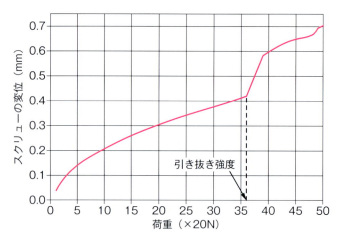

図4 ▶ 荷重変位曲線

荷重変位曲線の変曲点の荷重量を引き抜き強度と定義した．

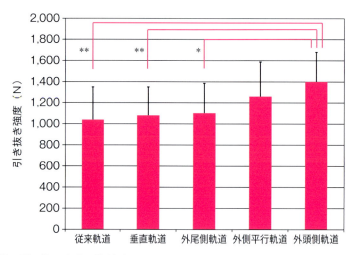

図5 ▶ 異なる軌道の引き抜き強度の比較（文献12を改変）

引き抜き強度は，従来軌道が 1,040±309 N，垂直軌道が 1,081±268 N，外尾側軌道が 1,104±281 N，外側平行軌道が 1,260±327 N，外頭側軌道が 1,401±278 N であり，外頭側軌道が最も高かった．
＊：$P<0.05$，＊＊：$P<0.01$．

き抜き強度が最も高く，従来軌道，垂直軌道，外尾側軌道と比べて有意差を認めた（図5）[12]．従来軌道に比べ，垂直軌道は平均 3.9%（$P=0.99$），外尾側軌道は平均 6.1%（$P=0.95$），外側平行軌道は平均 21.1%（$P=0.13$），外頭側軌道（CBT）は平均 34.7%（$P<0.01$）引き抜き強度が高かった．

いずれの軌道の引き抜き強度も各骨密度と有意な相関を認めたが，相関は，大腿骨頸部骨密度（r = 0.74〜0.83，$P<0.01$），全腰椎骨密度（r = 0.49〜0.75，$P<0.01$），第4腰椎骨密度（r = 0.39〜0.64，

$P<0.01$）の順で強かった（表1）．

3 考察

刺入軌道による椎弓根スクリューの固定性の違いについての報告は散見されるものの，問題点として検体数や個体差だけでなく，異なる形状・サイズのスクリューで比較している点が挙げられる[1,7,10,16,18,21]．また，多くの研究では対象とする年齢が限定的であり，骨密度によりスクリューの

表1 ▶ 引き抜き強度と骨密度の相関係数の比較

軌道	従来	垂直	外尾側	外側平行	外頭側
大腿骨頸部骨密度	0.83	0.75	0.74	0.77	0.74
全腰椎骨密度	0.66	0.75	0.68	0.67	0.49
第4腰椎骨密度	0.59	0.61	0.64	0.61	0.39

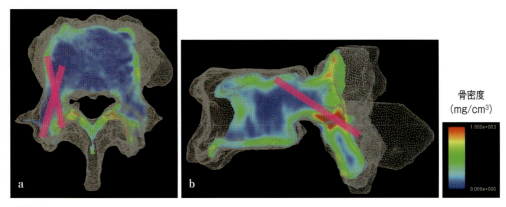

図6 ▶ 椎体（75歳，女性）の骨密度分布（文献12を改変）
a：水平面．従来軌道が骨密度の低い椎体の中央部に向かうのに対し，外側軌道は皮質骨の厚い関節突起間部を刺入点とし，骨密度の高い椎体の辺縁部に向かう．
b：矢状面．骨密度の高い部位は関節突起間部から椎弓根下縁に掛けて集中しており，CBTは同部位と最大限に接触している．

固定性がどのように変わるかは不明であった．さらに，研究デザインとして左右の椎弓根の比較は可能であるものの，同一椎弓根に対する挿入の条件を完全に揃えた検討は不可能であった．有限要素解析は，このような問題点を解消でき，バイアスの少ない評価を可能にするとともに，費用，時間，再現性，簡便性の点で優れた解析法である[2,4,6]．

本研究では，同一椎弓根に対し，同一形状，同一サイズのスクリューを用いることにより，刺入軌道によるスクリューの固定性の違いが明らかになった．その結果，スクリューの引き抜き強度には，椎体内における骨密度分布の相違が大きく関与していると考えられた．椎体水平面で刺入軌道を比較した場合には，従来軌道・垂直軌道に比べて外側軌道の優位性が示された．これは，従来軌道・垂直軌道が骨密度の低い椎体の中心部に向かうのに対し，外側軌道は，解剖学的に皮質骨の厚い関節突起間部を刺入点とし，さらにその軌道が骨密度の高い椎体の辺縁部に向かうためと考えられた[5,21,23]（図6a）[12]．また，3種の外側軌道を椎体矢状面で比較した場合には，外頭側軌道（CBT）の固定性が最も高かった．これは，骨密度の高い部位は関節突起間部から椎弓根下縁に掛けて集中しており[8,13,17,19]，外頭側軌道は同部位と最大限に接触することにより，高い固定性を発揮していると考えられた（図6b）[12]．

過去の報告と同様，自験例でも骨密度と引き抜き強度に相関を認めたが，腰椎骨密度に比べて大腿骨頸部骨密度とより強い相関を認めた．これは前項でも言及したが，DXAの評価においては，腰椎骨密度が椎体の骨棘や椎間関節の肥厚などの脊椎変形の影響を受け，実際の骨密度と乖離するためと考えられた[3]．脊椎脊髄手術では，術前にスクリューの固定性を予測する因子としては，大腿骨頸部骨密度がより有用と考えられた．今後，DXAによる腰椎側面骨密度の評価や，定量的CTによる評価なども検討中である[14]．

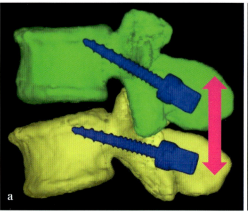 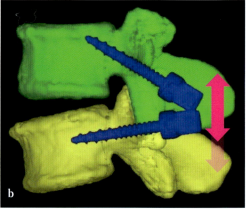

図7 ▶ 固定下位椎のスクリュー挿入法
aに比べ，bのように椎体終板に平行にスクリューを挿入することで，さらに最小侵襲手術が可能となる．

　従来は，画一的な椎弓根スクリューの挿入がなされてきたが，骨密度に応じた最適なスクリューの刺入軌道を明らかにすることは，脊椎固定術の臨床成績を向上させるうえで非常に有益である．

　本研究により，経椎弓根的な刺入軌道によるスクリューの固定性の違いが明らかとなった．椎弓根に対して外頭側に向かう軌道（CBT）の引き抜き強度が最も高かった．

> **Viewpoint　固定下位椎のスクリュー刺入軌道**
>
> 　CBT法の普及とともに，椎弓根に対して"自由度をもった挿入法"という考え方が浸透したが，CBT法における固定下位椎のスクリュー挿入法についてはいまだに議論がある．固定下位椎のスクリューは上位隣接椎間関節との干渉を心配する必要がないため，より頭側から椎体終板に平行にスクリューを挿入する選択肢も生まれ，これにより頭尾側方向の展開を抑えたさらに最小侵襲手術が可能となる（図7）．ただし，下記により，筆者らは固定下位椎も上位椎と同様の挿入法を心掛けている．
> ①本結果により，固定性は尾側から頭側に向かう軌道（CBT）のほうが良好である．
> ②スクリューヘッドが近接するとcompression forceを掛けにくい．
> ③トランスバースコネクターを設置しにくい．
> ④ロッド長が短くなることにより，応力が一点に集中しやすくなる．

文献

1) Barber JW, Boden SD, Ganey T, et al：Biomechanical study of lumbar pedicle screws：does convergence affect axial pullout strength? *J Spinal Disord* **11**：215-220, 1998

2) Bianco RJ, Arnoux PJ, Wagnac E, et al：Minimizing pedicle screw pullout risks：a detailed biomechanical analysis of screw design and placement. *J Spinal Disord Tech*, 2014, DOI：10.1097/BSD.0000000000000151

3) Bühler DW, Berlemann U, Oxland TR, et al：Moments and forces during pedicle screw insertion：in vitro and in vivo measurements. *Spine (Phila Pa 1976)* **23**：1220-1228, 1998

4) Chao CK, Hsu CC, Wang JL, et al：Increasing bending strength and pullout strength in conical pedicle screws：biomechanical tests and finite element analyses. *J Spinal Disord Tech* **21**：130-138, 2008

5) Grant JP, Oxland TR, Dvorak MF：Mapping the structural properties of the lumbosacral vertebral endplates. *Spine (Phila Pa 1976)* **26**：889-896, 2001

6) Imai K, Ohnishi I, Bessho M, et al：Nonlinear finite element model predicts vertebral bone strength and fracture site. *Spine (Phila Pa 1976)* **31**：1789-1794, 2006

7) İnceoğlu S, Montgomery WH, Clair SS, et al：Pedicle screw insertion angle and pullout strength：Comparison of 2 proposed strategies. *J Neurosurg Spine* **14**：670-676, 2011

8) Ivanov AA, Faizan A, Ebraheim NA, et al：The effect of removing the lateral part of the pars interarticularis on stress distribution at the neural arch in lumbar foraminal microdecompression at L3-L4 and L4-L5. *Spine (Phila Pa 1976)* **32**：2462-2466, 2007

9) Keyak JH, Rossi SA, Jones KA, et al：Prediction of femoral fracture load using automated finite element modeling. *J Biomech* **31**：125-133, 1998

10) Lehman RA, Polly DW, Kuklo TR, et al：Straightforward versus anatomic trajectory technique of thoracic pedicle screw fixation：A biomechanical analysis. *Spine (Phila Pa 1976)* **28**：2058-2065, 2003

11) Mahmoud A, Wakabayashi N, Takahashi H, et al：Deflection fatigue of Ti-6Al-7Nb, Co-Cr, and gold alloy cast clasps. *J Prosthet Dent* **93**：183-188, 2005

12) Matsukawa K, Yato Y, Hynes RA, et al：Comparison of pedicle screw fixation strength among different transpedicular trajectories：a finite element study. *J Spinal Disord Tech*, 2015, DOI：10.1097/BSD.0000000000000258

13) Matsukawa K, Yato Y, Nemoto O, et al：Morphometric measurement of cortical bone trajectory for lumbar pedicle screw insertion using computed tomography. *J Spinal Disord Tech* **26**：E248-E253, 2013

14) Myers BS, Belmont PJ, Richardson WJ, et al：The role of imaging and in situ biomechanical testing in assessing pedicle screw pull-out strength. *Spine (Phila Pa 1976)* **21**：1962-1968, 1996

15) Roy-Camille R, Saillant G, Mazel C：Internal fixation of the lumbar spine with pedicle screw plating. *Clin Orthop* **203**：7-17, 1986

16) Santoni BG, Hynes RA, McGilvary KC, et al：Cortical bone trajectory for lumbar pedicle screws. *Spine J* **9**：366-373, 2009

17) Steffee AD, Biscup RS, Sitkowski DJ：Segmental spine plates with pedicle screw fixation. *Clin Orthop* **203**：45-53, 1986

18) Sterba W, Kim D-G, Fyhrie DP, et al：Biomechanical analysis of differing pedicle screw insertion angles. *Clin Biomech* **22**：385-391, 2007

19) Weiner BK, Walker M, Wiley W, et al：The lateral buttress：an anatomic feature of the lumbar pars interarticularis. *Spine (Phila Pa 1976)* **27**：E385-E387, 2002

20) Weinstein JN, Spratt KF, Spengler D, et al：Spinal pedicle fixation：reliability and validity of roentgenogram-based assessment and surgical factors on successful screw placement. *Spine (Phila Pa 1976)* **13**：1012-1018, 1988

21) Wu SS, Edwards WT, Yuan HA：Stiffness between different directions of transpedicular screws and vertebra. *Clin Biomech* **13**：S1-S8, 1998

22) 矢内嘉英, 松川啓太朗, 谷戸祥之, 他：Cortical bone trajectory を用いた脊椎固定術における固定下位椎のスクリュー挿入法の検討―CT を用いた形態学的検討. 整形外科 **66**：301-306, 2015

23) Zhao FD, Pollintine P, Hole BD, et al：Vertebral fractures usually affect the cranial endplate because it is thinner and supported by less-dense trabecular bone. *Bone* **44**：372-379, 2009

2 従来法とCBT法の固定性の比較

前項でCBT法は他の経椎弓根的な刺入軌道に比べ，スクリューの引き抜き強度が高いことが検証された．一方，スクリュー長軸以外の方向への固定性，両側にスクリューを設置した椎体のコンストラクトとしての固定性については，十分に解明されていない．本項では，CBT法の固定性を従来法と比較しつつ多面的に評価した[15]．

1 方法

1）対象

腰椎変性疾患に対して腰椎固定術を行った年齢・骨密度の異なる30例（前項の20例を含む）を対象とした．男性14例，女性16例で，平均年齢は 60.9 ± 18.7 歳（24〜88歳）であった．全例が脊椎手術，圧迫骨折，骨疾患の既往がない症例であり，術前にスライス厚1 mmで骨CTを撮影した．また，DXAにより大腿骨頸部・腰椎の骨密度を評価した．

2）有限要素モデルの作製

前項と同様の方法で，第4腰椎および椎弓根スクリューの有限要素モデルを作製した[14]．従来法には6.5 mm径×40 mm長の椎弓根スクリューを使用し，Weinstein法に準じて椎弓根軸に沿って設置した[25]．それに対して，CBT法には5.5 mm径×35 mm長の椎弓根スクリューを使用し，椎

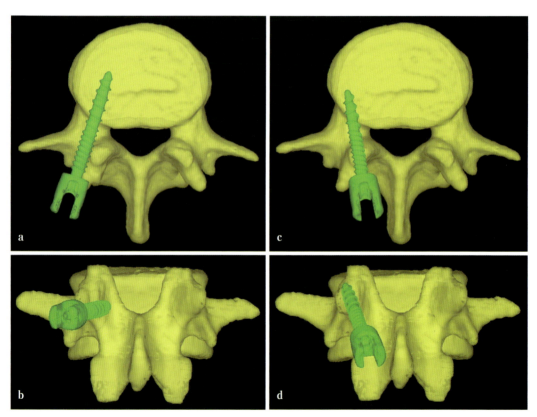

図1 ▶ 従来法とCBT法によるスクリューの設置
a，b：従来法には6.5 mm径×40 mm長の椎弓根スクリューを使用した．
c，d：CBT法には5.5 mm径×35 mm長の椎弓根スクリューを使用した．

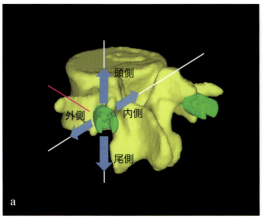
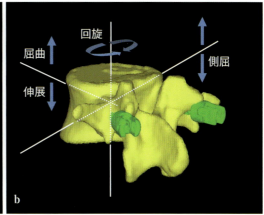

図2 ▶ スクリューと椎体の制動性の検討（文献15を改変）
a：多方向荷重に対するスクリューの制動性．頭尾側の椎体終板面を完全拘束したうえで，スクリューヘッドに対し，椎体の前後軸（赤線）を基準として，おのおの頭側・尾側・内側・外側方向に荷重を負荷した．
b：各種モーメントに対する椎体の制動性．両側のスクリューヘッドを完全拘束したうえで，椎体に対し，屈伸・側屈・回旋軸の交点である椎体の中央部を基準とし，おのおの屈曲・伸展・側屈・回旋モーメントを負荷した．

体水平面に対する頭側角25度，椎体矢状面に対する外側角10度の挿入方向に設置した[18]．おのおののスクリューは，骨外の逸脱がなく，また，スクリューヘッドと椎弓が接触しないように適切に設置した．（図1）．

3）評価方法

まず，前項と同様の方法で，スクリューの引き抜き強度を評価した[14]．次に，多方向荷重に対するスクリューの制動性を検討した．頭尾側の椎体終板面を完全拘束し，スクリューヘッドに対し，椎体の前後軸を基準として，おのおの頭側・尾側・内側・外側方向に20Nずつ200Nまでの荷重を負荷し，スクリューの変位量（mm），制動性（N/mm）を検討した（図2a）[15]．最後に，両側の椎弓根にスクリューを設置し，コンストラクトとしての椎体制動性を検討した．両側のスクリューヘッドを完全拘束した後，椎体に対し，椎体の中央部を基準として，おのおの屈曲・伸展・側屈・回旋モーメントを20Nずつ負荷した（図2b）[15]．椎体の変位量を求め，荷重変位曲線の変曲点の荷重を最大負荷量（N）と定義し，変位量（mm），制動性（N/mm）を検討した．2群間の比較は対応のあるt検定を用い，相関解析にはPearsonの相関係数を求めた．すべての検定の有意水準はP

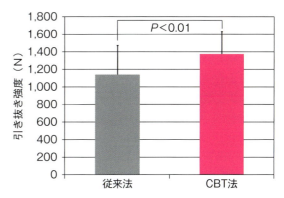

図3 ▶ 従来軌道とCBTの引き抜き強度の比較
（文献15を改変）
CBT法の引き抜き強度は1,376±254Nであり，従来法の1,141±330Nよりも平均26.4%高く，有意差を認めた（$P<0.01$）．

<0.05とした．

2 結果

1）引き抜き強度

CBT法の引き抜き強度は1,376±254Nであり，従来法の1,141±330Nよりも平均26.4%高く，有意差を認めた（$P<0.01$，図3）[15]．両群とも，引き抜き強度は各骨密度と有意な相関を認め

3．有限要素解析によるCBT法の固定性の検討 | 33

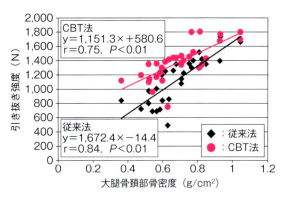

図4 ▶ 引き抜き強度と骨密度の相関（文献15を改変）
両軌道ともに大腿骨頸部骨密度と正の相関を認めた．骨密度によらず，従来法に比べて CBT 法の引き抜き強度は高かった．

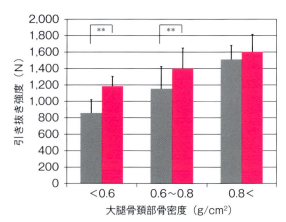

図5 ▶ 骨密度の違いによる引き抜き強度の差異
CBT法（■）の引き抜き強度は従来法（■）に比べ，大腿骨頸部骨密度 0.8 g/cm² 超の 8 例では 6.9% 高く，0.6～0.8 g/cm² の 11 例では 24.6%，0.6 g/cm² 未満の 11 例では 42.3% 高かった．＊＊：$P<0.01$

たが，大腿骨頸部骨密度（従来法：r＝0.84，$P<0.01$；CBT法：r＝0.75，$P<0.01$，図4）[15]は，全腰椎骨密度（従来法：r＝0.58，$P<0.01$；CBT法：r＝0.50，$P<0.01$），第 4 腰椎骨密度（従来法：r＝0.49，$P<0.01$；CBT法：r＝0.38，p＝0.03）に比べて強い相関を認めた．また，骨密度の違いによる引き抜き強度の差異は，大腿骨頸部骨密度 0.8 g/cm² 超の 8 例（平均年齢 49.2 歳）では，CBT 法が従来法よりも 6.9%（$P=0.27$）高かったのに対し，0.6～0.8 g/cm² の 11 例（平均年齢 58.3 歳）では 24.6%（$P<0.01$），0.6 g/cm² 未満の 11 例（平均年齢 71.9 歳）では 42.3%（$P<0.01$）高かった（図5）．

2）多方向荷重に対するスクリューの制動性

CBT 法スクリューの制動性は，従来法に比べ，頭側方向に対して 22.0%（$P=0.36$），尾側方向に対して 33.7%（$P=0.06$），内側方向に対して 146.0%（$P<0.01$），外側方向に対して 134.5%（$P<0.01$）高く，特に後 2 者は有意差を認めた（図6）[15]．いずれの方向への制動性も腰椎骨密度に比べ，大腿骨頸部骨密度との相関が強く（図7）[15]，さらに，スクリューの引き抜き強度との間にも有意な相関を認めた（表1）．

3）各種モーメントに対する椎体の制動性

結果は表2のとおりであった．CBT 法は従来法に比べ，屈曲制動性が 51%（$P<0.01$），伸展制動性が 35%（$P<0.01$）高かったが，側屈制動性は 19.6%（$P=0.04$），回旋制動性は 37.3%（$P<0.01$）

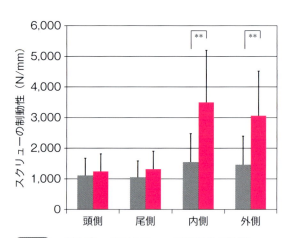

図6 ▶ 各方向へのスクリューの制動性の比較
（文献15を改変）
CBT法（■）のスクリューの制動性は従来法（■）に比べ，頭側方向に対して 22.0%，尾側方向に 33.7%，内側方向に 146.0%，外側方向に 134.5% 高かった．＊＊：$P<0.01$．

低かった（図8）[15]．各種モーメントに対する椎体制動性は，特に大腿骨頸部骨密度（図9）[15]と強い相関を認め，また，おのおのの引き抜き強度と有意な相関を認めた（表3）．

3 考察

前項では同一サイズのスクリューを使用し，刺

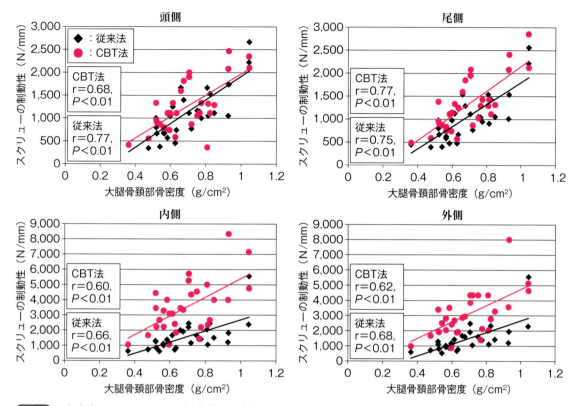

図7 ▶ 各方向へのスクリューの制動性と骨密度の相関（文献15を改変）
両軌道ともにスクリューの制動性と大腿骨骨密度に正の相関を認めた．

表1 ▶ 各方向へのスクリューの制動性と骨密度の相関係数の比較

	頭側		尾側		内側		外側	
	従来法	CBT法	従来法	CBT法	従来法	CBT法	従来法	CBT法
大腿骨頚部骨密度	0.77	0.68	0.75	0.77	0.66	0.60	0.68	0.62
全腰椎骨密度	0.50	0.56	0.51	0.60	0.53	0.53	0.53	0.54
第4腰椎骨密度	0.39	0.45	0.40	0.47	0.50	0.48	0.48	0.52
引き抜き強度	0.80	0.68	0.78	0.71	0.62	0.39	0.65	0.42

表2 ▶ 各種モーメントに対する椎体制動性の比較

	屈曲		伸展		側屈		回旋	
	従来法	CBT法	従来法	CBT法	従来法	CBT法	従来法	CBT法
最大負荷量 (N)	402 ±51	555 ±125	381 ±46	532 ±103	703 ±167	679 ±150	1,950 ±436	1,071 ±227
変位量 (mm)	0.63 ±0.13	0.62 ±0.17	0.60 ±0.10	0.64 ±0.11	0.29 ±0.08	0.38 ±0.12	0.46 ±0.17	0.43 ±0.14
制動性 (N/mm)	672 ±204	989 ±411	659 ±176	866 ±273	2,621 ±1,206	2,049 ±936	4,960 ±2,443	2,846 ±1,493

3. 有限要素解析によるCBT法の固定性の検討 | 35

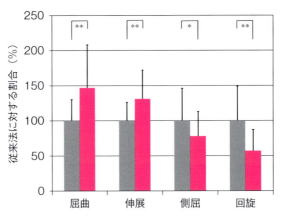

図8 ▶ 各種モーメントに対する椎体制動性の比較
（文献15を改変）

CBT法（■）は従来法（■）に比べ，屈曲制動性が51%，伸展制動性が35%高く，側屈制動性が19.6%，回旋制動性が37.3%低かった．＊：$P<0.05$，＊＊：$P<0.01$．

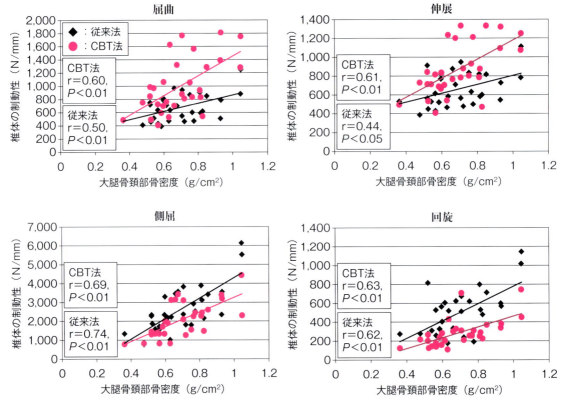

図9 ▶ 各種モーメントに対する椎体制動性と骨密度の相関（文献15を改変）
両軌道ともに椎体制動性と大腿骨骨密度に正の相関を認めた．

表3 ▶ 各種モーメントに対する椎体制動性と骨密度の相関係数の比較

	屈曲		伸展		側屈		回旋	
	従来法	CBT法	従来法	CBT法	従来法	CBT法	従来法	CBT法
大腿骨頚部骨密度	0.50	0.60	0.44	0.61	0.74	0.69	0.62	0.63
全腰椎骨密度	0.21	0.55	0.14	0.51	0.51	0.47	0.44	0.59
第4腰椎骨密度	0.14	0.43	0.06	0.38	0.39	0.31	0.41	0.45
引き抜き強度	0.59	0.55	0.51	0.62	0.73	0.67	0.64	0.57

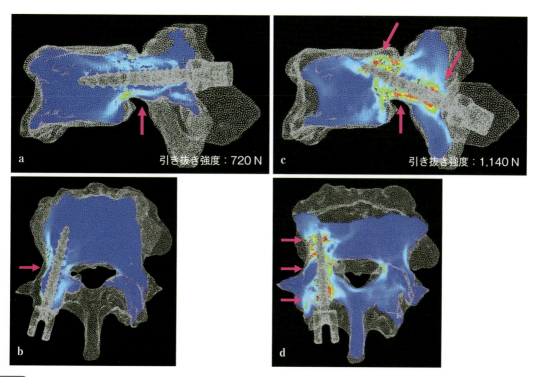

図10 ▶ 引き抜き強度における椎体の相当応力分布の比較（文献14を改変）
75歳，女性．従来法（a, b）は椎弓根に応力が集中しているのに対し，CBT法（c, d）はスクリュー全体に応力が集中している．

入軌道による固定性の違いを検証したが，本項では，従来法に6.5 mm径×40 mm長，CBT法に5.5 mm径×35 mm長の臨床で頻用するサイズを使用し，より実践的な条件に設定した．

まず，スクリュー長軸方向の引き抜き強度を検討した．Brasilienseら[4]は，キャダバー（平均年齢46歳，平均腰椎骨密度0.79 g/cm²）を用いた検討において，従来法（6.5 mm径×40 mm長，CDH SOLERA® スパイナルシステム）の引き抜き強度は，平均1,080 Nであったと報告している．これは，筆者らの有限要素解析を用いた結果（平均年齢60.9歳，平均腰椎骨密度0.87 g/cm²）の平均1,129 Nと近似しており，実証実験との良好な再現性が得られた．Santoniら[22]は骨粗鬆症を有するキャダバー（平均年齢80.8歳，平均腰椎骨密度0.78 g/cm²）を用いて，CBT法スクリュー（4.5 mm径×29 mm長）は従来法スクリュー（6.5 mm径×51 mm長）に比べ，引き抜き強度が約30%高かったと報告している．本研究（平均年齢60.9歳，平均腰椎骨密度0.79 g/cm²）でも，CBT法スクリュー（5.5 mm径×35 mm長）は従来法スクリュー（6.5 mm径×40 mm長）に

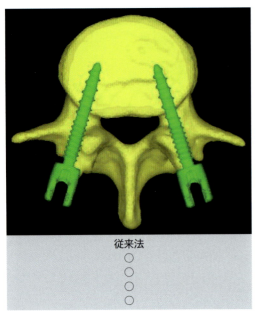 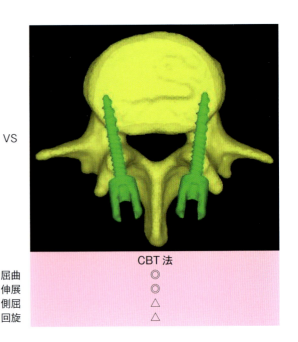

	従来法		CBT法
屈曲	○		◎
伸展	○		◎
側屈	○		△
回旋	○		△

図11 ▶ 従来法とCBT法の椎体制動性の比較
CBT法は屈曲・伸展制動性が優れていたが，側屈・回旋制動性が劣っていた．

比べて引き抜き強度が平均26.4%高く，同様の傾向を認めた．ただし，従来法に対するCBT法の優位性は一様でなく，骨密度が低くなるに伴い，CBT法の優位性がより顕在化することが検証された．図10[14]は，スクリューの引き抜き強度における椎体の相当応力の分布をみたものであるが，従来法では椎弓根に応力が集中しているのに対し，CBT法ではスクリュー全体に応力が集中している．このことから，従来法は椎弓根を主な固定主座にするのに対し[8]，CBT法は椎弓根のみならずスクリュー全体の皮質骨を固定主座にすることが推測された．

次に，スクリュー長軸以外の方向への制動性を検討した．過去には，CBT法は従来法と同等以上の頭尾側方向への繰り返し荷重に対する固定性を有すると報告されている[2]．本研究では，CBT法は従来法に比べ，頭尾側方向の制動性が平均27.8%（$P<0.01$），内外側方向の制動性が平均140.2%（$P<0.01$）高かった．頭尾側方向に比べて内外側方向の制動性が優れていたのは，椎弓根の縦径に比べて横径が小さく，椎弓根径に対する内外側方向へのスクリューの適合性が良好であっ

たためと考えられた[8,27]．

最後に，両側椎弓根に挿入されたスクリューによる椎体制動性を検討した．骨密度によらず，CBT法は屈曲・伸展モーメントに対して固定性が優れていたが，側屈・回旋モーメントに対して固定性が劣っていた（図11）．この結果は，Perez-Orribo[20]らのキャダバーを用いた結果と一致しており，CBT特有の正中からのレバーアームが短いこと，スクリュー長が短いことに起因すると考えられた．これらの生体力学的結果を踏まえ，CBT法を用いた脊椎固定術の注意点として2点が挙げられる．1点目は，コンストラクトとしての欠点を補うために，スクリュー単体の固定性を向上させることであり，より強固な固定性を得るための軌道やスクリューサイズの検討が望まれる[13,16,21]．本研究結果が興味深いのは，スクリュー単体の固定性（引き抜き強度）と椎体のコンストラクトとしての固定性が中等度に相関した点である．2点目は，側屈・回旋制動性を向上させることであり，椎間関節の可及的温存[1,26]やクロスコネクターの使用[5,12,24]，ケージの設置位置の工夫や大きな椎体間ケージによる前方支柱再

建[7,11,23]などの対策が重要と考えられた．

一方，本研究の限界として以下の2点が挙げられる．1点目は，研究対象として単椎体を解析している点である．より生体に近い条件を設定するには，椎間板，椎間関節，関節包，靱帯などの要素，スクリュー・ロッドを組み合わせた機能的運動単位（functional motion unit）モデルが理想的である．さまざまな要素が含まれるため，解析がより複雑になるのが問題であるが，詳細な解明が待たれる．ただし，本研究は椎体に対するスクリュー自体の影響をより直接的に評価できた点で有用と考えている．2点目は，本モデルが繰り返し荷重の評価をできない点である．引き抜き強度だけでなく，各種モーメントに対する固定性の評価を行ったが，必ずしも生体内でスクリューにかかる生理的荷重とは一致しない．今後の課題として，より生体内の条件に近似したモデルの作製が望まれる．

本研究には一定の限界があるものの，CBT法の固定性を定量的に評価できた点は非常に有益であり，腰椎固定術の臨床成績向上に寄与するものと考えている．CBT法は従来法と比較し，スクリュー単体の固定性および椎体の屈曲・伸展制動性が高かったが，椎体の側屈・回旋制動性が低かった．

Viewpoint CBT法スクリューの至適サイズは？

CBT法は，術者により使用するスクリューのサイズがさまざまなのが現状である．スクリューのサイズによりCBT法の固定性はどのように異なるのであろうか？ 有限要素解析を用いて4.5〜6.5 mm径，25〜40 mm長の異なるサイズのスクリューによるCBT法の固定性の違いを検討した[16]．

(1) スクリュー径

一般に従来法を用いた場合には，スクリューの固定性は主に椎弓根に依存するため，径の大きいスクリュー｛椎弓根に対する占拠率（%fill）の高い径のスクリュー｝の使用が望ましい[3,8]．それに対して，本結果では4.5 mm径と5.5 mm径のCBT法スクリューには固定性に有意差を認めたが，5.5 mm径と6.5 mm径には有意差がなく，%fillは固定性に寄与しなかった．これは，CBT法の固定性が椎弓根よりもむしろ皮質骨との接触に依存するためと考えられた．すなわち，従来法を用いた場合には，術者は本能的に椎弓根径をみてスクリュー径を決めがちであったが，CBT法を用いた場合には，必ずしもその必要性はない．また，臨床的には，CBTの骨孔は骨性除圧線や関節突起間部外縁に近接しており，スクリュー挿入時に刺入部の骨折（ひび）が生じることがある．スクリューの固定性低下につながる重要な合併症であり，過度なサイズのスクリュー径の選択は慎むべきと考えている．筆者らは，CBTの骨孔周囲に余裕があれば，下位腰椎に対して6.5 mm径のスクリューを使用することもあるが，本結果も踏まえて基本的には5.5 mm径のスクリューを選択している．

(2) スクリュー長

従来法に対するスクリュー長の寄与は，椎体前壁を穿破する十分な長さのスクリューが挿入された場合のみ，引き抜き強度が増強すると報告されている[9,27]．それに対してCBT法では，スクリューが椎体前壁を穿破していないにもかかわらず，スクリュー長が長いほど引き抜き強度が増強した．これは，CBT法が頭外側に向かい，スクリュー長に伴って骨密度の高い椎体の辺縁部との接触面積が増加するためと考えられた．また，過去の報告と同様，椎体制動性やスクリューによる椎体の荷重分散性を向上させるためには，椎体に対するスクリューの刺入深度が重要なことが検証された[6,10,19]．筆者らは，椎体内に十分にスクリューが挿入される刺入軌道・スクリュー長の選択に留意している（図12）．

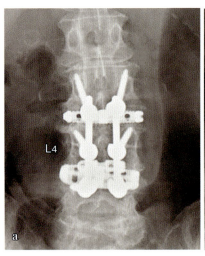
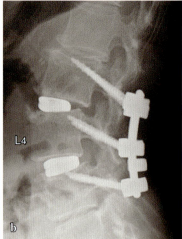
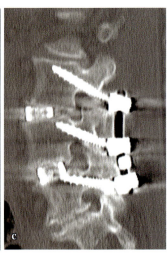

図12 ▶ 代表症例
a：X線正面像，b：X線側面像，c：CT矢状断像．
75歳，男性．L3・L4変性すべり症に対してL3/L4・L4/L5 XLIF®（extreme lateral interbody fusion）+CBT固定術を施行した（L3：5.5 mm径×45 mm長，L4：5.5 mm径×40 mm長，L5：5.5 mm径×40 mm長）．スクリューは椎体内に十分に挿入されている．

> **Viewpoint 分離椎体に対するCBT法の適応の可否**
>
> 　脊椎分離症に対するCBT法の適応はしばしば議論になる．分離椎弓を切除することで，刺入点が直接確認できるため，スクリューの挿入は容易といえる．では，固定性はどうなのであろうか？　脊椎分離症では，皮質骨の豊富な椎弓を欠損するが，分離部は硬化していることが多く，これがスクリューの固定性に寄与する可能性もある．有限要素解析による筆者らの知見をいくつか紹介する[17]．
> ①分離椎体に対する従来法の固定性（引き抜き強度，椎体制動性）は，正常椎体に対する従来法の固定性と同等であった．
> ②分離椎体に対するCBT法の固定性は，正常椎体に対するCBT法の固定性に比べ，引き抜き強度が21%，屈曲制動性が44%，伸展制動性が41%，側屈制動性が38%，回旋制動性が28%劣っていた．
> ③分離椎体に対するスクリューの固定性を従来法とCBT法で比較すると，引き抜き強度は両者で同等であったが，すべての椎体制動性は従来法のほうが高かった．CBT法は従来法に比べ，屈曲制動性が39%，伸展制動性が36%，側屈制動性が51%，回旋制動性が59%劣っていた．
>
> 　分離椎体では，従来法の固定主座である椎弓根が保たれるのに対し，CBT法の固定主座である皮質骨（椎弓）が欠損しており，これらの解剖学的背景が本結果に影響したと考えている（図13）．注意すべきは，分離椎体に対するCBT法と従来法の引き抜き強度は同等であった点である．これは術中のスクリューの効きとして認識されるものである．CBT法はあたかも従来法と同等の"悪くない手応え"が得られるが，術者は低侵襲性の点からCBT法を選択するのではなく，あくまで"スクリュー単体が効く"と"スクリューが椎体を制動する一部として機能する"が別であることを忘れてはならない．

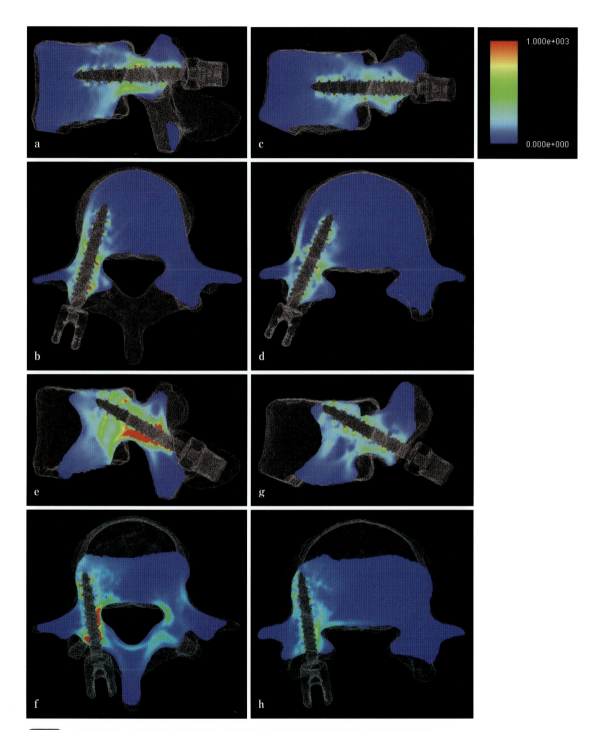

図13 ▶ 正常椎体・分離椎体の引き抜き強度における椎体の相当応力分布の比較
54歳，女性．L5分離症．正常椎体（L4）と分離椎体（L5）の比較．
従来法は，正常椎体（a，b），分離椎体（c，d）ともに，椎弓根に同等の応力の集中を認める．CBT法は，正常椎体（e，f）では刺入点から椎弓根下縁を中心にスクリュー全体に応力の集中を認めるのに対し，分離椎体（g，h）では椎弓根に軽度の応力の集中を認めるのみである．

文 献

1) Abumi K, Panjabi M, Kramer KM, et al：Biomechanical evaluation of lumbar spinal stability after graded facetectomy. *Spine (Phila Pa 1976)* **15**：1142-1147, 1990

2) Baluch DA, Patel AA, Lullo B, et al：Effect of physiological loads on cortical and traditional pedicle screw fixation. *Spine (Phila Pa 1976)* **39**：E1297-E1302, 2014

3) Brantley AG, Mayfield JK, Koeneman JB, et al：The effects of pedicle screw fit：An in vitro study. *Spine (Phila Pa 1976)* **19**：1752-1758, 1994

4) Brasiliense LBC, Lazaro BCR, Reyes RM, et al：Characteristics of immediate and fatigue strength of a dual-threaded pedicle screw in cadaveric spines. *Spine J* **13**：947-956, 2013

5) Brodke DS, Bachus KN, Mohr RA, et al：Segmental pedicle screw fixation or cross-links in multilevel lumbar constructs：a biomechanical analysis. *Spine J* **1**：373-379, 2001

6) Chen SI, Lin RM, Chang CH：Biomechanical investigation of pedicle screw-vertebrae complex：a finite element approach using bonded and contact interface conditions. *Med Eng Phys* **25**：275-282, 2003

7) Faizan A, Kiapour A, Kiapour AM, et al：Biomechanical analysis of various footprints of transforaminal lumbar interbody fusion devices. *J Spinal Disord Tech* **27**：E118-E127, 2014

8) Hirano T, Hasegawa K, Takahashi HE, et al：Structural characteristics of the pedicle and its role in screw stability. *Spine (Phila Pa 1976)* **22**：2504-2510, 1997

9) Karami KJ, Buckenmeyer LE, Kiapour AM, et al：Biomechanical evaluation of the pedicle screw insertion depth effect on screw stability under cyclic loading and subsequent pullout. *J Spinal Disord Tech*, 2014, DOI：10.1097/BSD.0000000000000178

10) Krag MH, Beynnon BD, Pope MH, et al：Depth of insertion of transpedicular vertebral screws into human vertebrae：effect upon screw-vertebra interface strength. *J Spinal Disord* **1**：287-294, 1989

11) Labrom RD, Tan JS, Reilly CW, et al：The effect of interbody cage positioning on lumbosacral vertebral endplate failure in compression. *Spine (Phila Pa 1976)* **30**：E556-E561, 2005

12) Lim TH, Kim JG, Fujiwara A, et al：Biomechanical evaluation of diagonal fixation in pedicle screw instrumentation. *Spine (Phila Pa 1976)* **26**：2498-2503, 2001

13) Matsukawa K, Taguchi E, Yato Y, et al：Evaluation of the fixation strength of pedicle screws using cortical bone trajectory：what is the ideal trajectory for optimal fixation? *Spine (Phila Pa 1976)* **40**：E873-E878, 2015

14) Matsukawa K, Yato Y, Hynes RA, et al：Comparison of pedicle screw fixation strength among different transpedicular trajectories：a finite element study. *J Spinal Disord Tech*, 2015, DOI：10.1097/BSD.0000000000000258

15) Matsukawa K, Yato Y, Imabayashi H, et al：Biomechanical evaluation of fixation strength of lumbar pedicle screw using cortical bone trajectory：a finite element study. *J Neurosurg Spine* **23**：471-478, 2015

16) Matsukawa K, Yato Y, Imabayashi H, et al：Biomechanical evaluation of fixation strength among different sizes of pedicle screws using the cortical bone trajectory：what is the ideal screw size for optimal fixation? *Acta Neurochir* **158**：465-471, 2016

17) Matsukawa K, Yato Y, Imabayashi H, et al：Biomechanical evaluation of lumbar pedicle screw in spondylolytic vertebra：comparison of fixation strength between traditional trajectory and cortical bone trajectory. *J Neurosurg Spine*, 2016, DOI：10.3171/2015.11.SPINE15926

18) Matsukawa K, Yato Y, Nemoto O, et al：Morphometric measurement of cortical bone trajectory for lumbar pedicle screw insertion using computed tomography. *J Spinal Disord Tech* **26**：E248-E253, 2013

19) McKinley TO, McLain RF, Yerby SA, et al：Characteristics of pedicle screw loading：effect of surgical technique on intravertebral and intrapedicular bending moments. *Spine (Phila Pa 1976)* **24**：18-25,1999

20) Perez-Orribo L, Kalb S, Reyes PM, et al：Biomechanics of lumbar cortical screw-rod fixation versus pedicle screw-rod fixation with and without interbody support. *Spine (Phila Pa 1976)* **38**：635-641, 2013

21) 佐久間 毅, 小谷俊明, 赤澤 努, 他：Cortical bone trajectory スクリューにおけるルースニングの発生率とその危険因子の評価. *J Spine Res* **6**：1489-1492, 2015

22) Santoni BG, Hynes RA, McGilvary KC, et al：Cortical bone trajectory for lumbar pedicle screws. *Spine J* **9**：366-373, 2009

23) Tsitsopoulos P, Serhan H, Voronov LI, et al：Would an anatomically shaped lumbar interbody cage provide better stability? An in vitro cadaveric biomechanical evaluation. *J Spinal Disord Tech* **25**：E240-E244, 2012

24) Wahba GM, Bhatia N, Bui CNH, et al：Biomechanical evaluation of short-segment posterior instrumentation with and without crosslinks in a human cadaveric unstable thoracolumbar burst fracture model. *Spine (Phila Pa 1976)* **35**：278-285, 2010

25) Weinstein JN, Spratt KF, Spengler D, et al：Spinal pedicle fixation：reliability and validity of roentgenogram-based assessment and surgical factors on successful screw placement. *Spine (Phila Pa 1976)* **13**：1012-1018, 1988

26) Zander T, Rohlmann A, Klöckner C, et al：Influence

of graded facetectomy and laminectomy on spinal biomechanics. *Eur Spine J* **12** : 427-434, 2003

27) Zindrick MR, Wiltse LL, Widell EH, et al : A biomechanical study of intrapeduncular screw fixation in the lumbosacral spine. *Clin Orthop* **203** : 99-112, 1986

2章

CBT法（腰椎）の臨床

1 実際の手術法とpitfall

1 術前準備から体位

① 術前準備

CBT 法による脊椎固定術を行うにあたり，特別な準備はない．筆者らは初期には術前 3D CT を CBT 法の軌道に沿って切り出して確認していた．しかし，現在は通常撮影の CT にて一般的な椎弓根のサイズが確認できれば，特に問題ないと考えている．

② 体位

4 点支持の固定台にて腹臥位とする．正面，側面の X 線透視が行えるように X 線透過性のベッドと固定台が必要である．術前にマーキングを行い，X 線正面像・側面像を撮影しておく．このときの確認事項は高位のみではない．X 線正面像では，椎弓根と棘突起の位置から椎体に回旋がないかどうかを評価する必要がある．X 線側面像では，椎体の傾斜角を測定しておく（図 1）．X 線透視は，正確な正面像と側面像を得られるよう，X 線透視装置の刺入角をこの術前計測に沿って行う．正確な角度から X 線透視が入れられれば，椎弓根は棘突起から左右対称に観察され，椎体上縁はシャープな 1 本の線となる（図 2）．

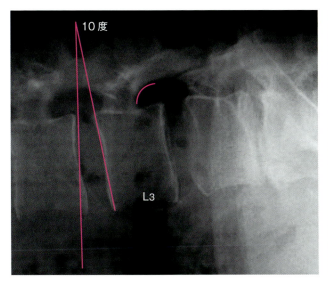

図1 ▶ 第3腰椎の正確なX線側面像

第3腰椎は尾側方向に約10度傾斜している．そのため，X線透視正面像を正確にみるには，頭側から約10度尾側に傾けてX線を入射する必要がある．この第3腰椎のX線側面像では，椎弓根下縁がきれいに描出されているため，正確な側面像である．

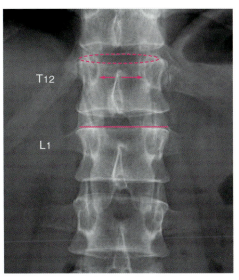

図2 ▶ 第1腰椎の正確なX線正面像

第12胸椎の椎弓根は棘突起に対して非対称（赤矢印）であり，回旋が存在する．椎体上縁は赤点線のように楕円形となっており，正確なX線正面像ではない．第1腰椎の椎弓根は左右対称であり，椎体上縁が赤実線のように一直線に観察され，正確なX線正面像となっている．

> **Viewpoint** ウェアラブルディスプレイを用いた情報供給─放射線被曝の低減
>
> CBT法を実施するにあたり，X線透視装置の使用は不可欠である．手技に習熟すればX線透視の積算時間は10～20秒ほどであり，経皮的椎弓根スクリューを挿入するよりも少ないと思われる．しかし，特に米国の脊椎外科医はX線被曝の影響に敏感であり，本術式を実践するのには懐疑的であった．そこで，筆者らはX線被曝低減に向け，いくつかの検討を行ってきた．
>
> 一つはX線透視を行わずに手術する方法である．もちろん，これはナビゲーションを使用することで可能になるが，すべての施設に装備するのは困難と思われる．エアドリルとプローブにジャイロセンサーを設置し，外側角10度，頭側角28度に設定して骨孔を作製することも試みたが，コードレスにするところで中座している．
>
> もう一つはX線透視時間をできるかぎり減らす試みである．ソニーの開発したウェアラブルディスプレイ（ヘッドマウントディスプレイ）は，もともと内視鏡の画像を術者の目の前に投影するシステムである（図3）[1]．術者，助手は専用器具を頭部に固定する．視界の下半分は確保されるため（図4）[1]，通常の手術は問題なく実施できる．視界の上半分にモニターが設置されるため，視線を少し上にするだけで内視鏡の画像を確認できる．
>
> 筆者らは本システムをX線透視に応用することを検討してきた．Medtronic製ナビゲーションとSiemens製C-armを使用して接続実験を行い，本システムがX線透視像を含めて多種の情報を供給できることを確認してきた．術者は手術中にモニターの確認のために頭を動かす必要がなく，視線を切ることなく手術が可能となった．助手や看護師も同じ情報を共有できるため，手術はスムーズに行われることになった（図5）[1]．その結果，X線被曝時間が減少し，手術時間が短縮している．

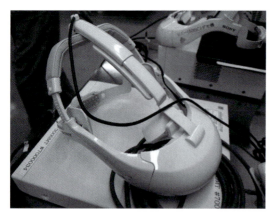

図3 ▶ ヘッドマウントディスプレイ（文献1より転載）

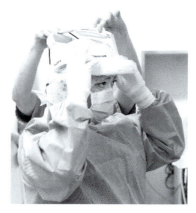

図4 ▶ 視界の下半分の確保（文献1より転載）

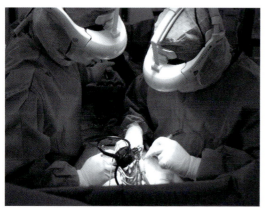

図5 ▶ 術者と助手が同じモニターを確認しながらの手術（文献1より転載）

文 献

1) 谷戸祥之, 許斐恒彦, 藤吉兼浩, 他：画像支援システムの変革―ウェアラブルディスプレイを用いた情報供給. 脊椎脊髄 **29**：57-59, 2016

2 展開から刺入点の策定

1 展開

CBT法では，椎間板の操作が可能な範囲の展開で，スクリューの挿入を行うことができる．単椎間固定であれば，5 cm程度の皮膚切開で手術操作が十分に可能である．展開は棘突起縦割進入法で行う（図1）[3]．低侵襲性の観点からだけではなく，正中にある棘突起がスクリュー挿入の際に妨げとなるためである．移植骨が不足することが考えられる際には，骨膜下に展開し，棘突起を切除してもよい．①頭側の展開は，椎弓峡部が確認できる程度までとする．②上位隣接椎間関節の位置も確認しておく．筆者はこの2点を大切にしている．理由としては，スクリューの刺入点を直視下で決定するためである．直視下に刺入点を決めることで，上位隣接椎間関節との干渉や，刺入点が外側になり過ぎることによる刺入点破壊などを防ぐことができる．尾側の展開は，頭側と同様に椎弓峡部がみえるところまでとするが，筋膜をやや尾側まで展開しておいたほうが，スクリューを容易に挿入でき，不要な筋損傷を防ぐことができる．

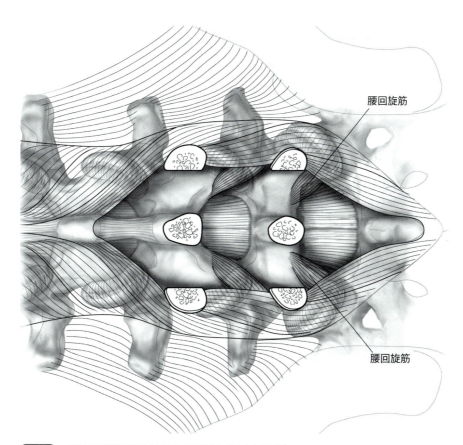

図1 ▶ 棘突起縦割進入法での展開（文献3より転載）
頭側の椎弓峡部が確認できる位置まで展開する．尾側は筋膜のみやや広めに展開しておく．通常の展開では，棘突起が刺入の際に障害となる．

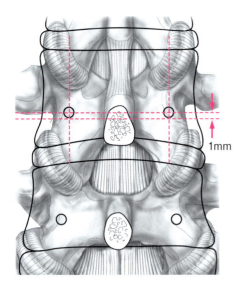

図2 ▶ 刺入点（文献3を改変）
Santoniらの報告に準じた刺入点．横突起下縁から1mm尾側で，上関節突起の中心線上が刺入点となる．

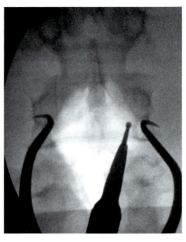

図3 ▶ X線透視正面像での刺入点の確認
右椎弓根の場合には，刺入は椎弓根の7時方向（左の場合には5時方向）からの挿入となる．外側角は8～10度とするが，X線透視正面像で至適角度を確認する．

② 刺入点の決定

　CBT法の刺入点は，Santoniら[2]の報告で，横突起下縁から1mm尾側の水平線と，上関節突起の中心線の交点とされている（図2)[3]．椎弓根（椎弓峡部）の内側で，やや尾側が刺入点となる．椎弓上でどの位置になるかを，術前CTで確認しておくべきである．筆者らは手術の際にX線透視装置を用いている．X線透視で確認しながら刺入点を決定する場合には，直視下でも刺入点を確認することを推奨する（図3）．刺入点が頭側過ぎると，上位隣接椎間関節と干渉してしまうことになる．また，刺入点がX線透視では理想的でも，その位置が椎弓外縁ぎりぎりであると，刺入点が破壊されてしまうことになる．直視下で刺入点を決定し，X線透視で確認するほうが安全に刺入点を作製できる．また，エアドリルで刺入点を作製する際には，椎弓傾斜によって滑りやすいため，エアドリルの玉1個分を椎弓傾斜に対して垂直方向（腹側方向）へ落とし込むようにすると，滑らずに刺入点を作製できる（図4)[3]．

③ 骨孔作製

　挿入方向は，5時から11時半方向（図5)[3]，角度にすると外側角8～10度[3]を目安とする．X線透視正面像で確認することが望ましい．頭側角は，25～30度[1]を目安とするも，椎弓根下縁を通り，椎体終板の中央付近まで挿入できる軌道とするのが望ましい（図6）．これは，原法と異なる軌道になるが，筆者らは可能な限り椎体前方までスクリューを挿入することが望ましいと考えている．軌道が決まったら，3-stepプロービング（頚椎用→胸椎用→腰椎用）を行い，骨孔を拡大する（図7）．徐々に骨孔拡大を行わないと，刺入点の硬い皮質骨に亀裂が入ってしまうおそれがある．タップを切る際にも，通常の椎弓根スクリューとは違い，刺入点が硬い皮質骨となるため，アンダーサイズタップではなく同サイズタップを行う．ただし，極端に骨質の悪い症例などではこの限りでない．骨孔作製の後に除圧を行い，最後にスクリューを挿入する場合には，骨孔にマーカーを入れておくとよい．しかし，通常のマーカーでは邪魔になるため，Kirschner鋼線（K-wire）を使用した自家製マーカーを用意しておくとよい（図8）．

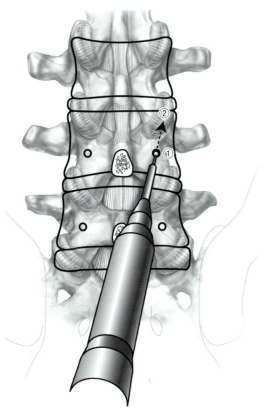

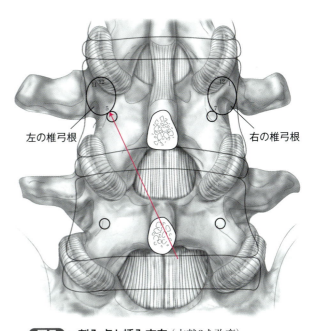

図5 ▶ **刺入点と挿入方向**（文献3を改変）
左椎弓根の場合には、5時から11時半方向への挿入となる。

図4 ▶ **エアドリルでの刺入点の作製**（文献3を改変）
まず、エアドリルを椎弓傾斜に対して腹側方向へ押し付けるようにし、エアドリルの玉1個分を落とし込む（①）. 続いて、挿入方向へ掘削する（②）. X線透視のみをみて刺入点を作製していると、椎弓上を滑り、思わぬところに刺入点を作製してしまうことがある。それを防ぐテクニックである。

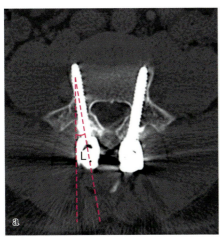
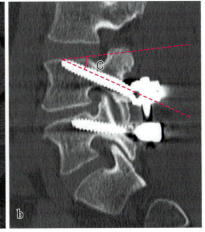

図6 ▶ **術後CTでのスクリュー軌道**
a：水平断像, b：矢状断像.
外側角(L)は8～10度、頭側角(C)は25～30度を目安とする。椎弓根の下縁を通過し、椎体終板の中央付近まで挿入されている。

1. 実際の手術法とpitfall

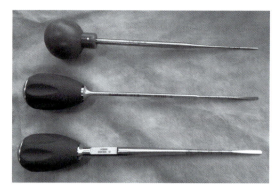

図7 ▶ 3-step プロービング（Matrix5.5手術器械セット．DePuy Synthesより許諾を得て転載）

まず頸椎用プローブ（上段）を用いて骨孔を作製する．徐々に，胸椎用（中段），腰椎用（下段）のプローブで拡大していく．

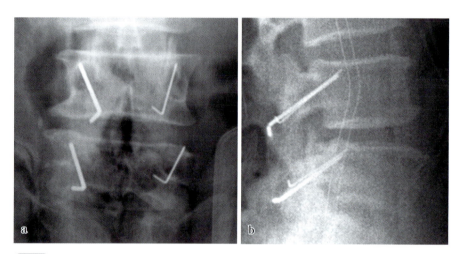

図8 ▶ 術中マーキングの単純 X 線像
a：正面像，b：側面像．
長さ 30 mm，35 mm 程度のマーキング針を用意しておく．刺入点の破壊を防ぐため，マーカーを挿入した状態で除圧を実施する．左右でマーカーの太さを変えておくと，確認目的で X 線撮影をした際に側面像でもわかりやすい．

④ 使用スクリュー

スクリュー径は 5.5 mm 程度を基準とし，術前画像，できれば CT で確認しておく．上位腰椎や胸椎では 4.5 mm 径を使用することもある．スクリュー長は，35～45 mm 程度を使用する．スクリューは少し浮いた状態となるため，実際の挿入距離よりも 5 mm 程度長めのスクリューを使用することとなる．また，スクリューはポリアクシャルヘッドのスクリューしか使用することができない．

⑤ X線透視を用いたスクリュー挿入までの流れ

①直視下に刺入点（椎弓峡部よりやや尾側で外縁から 3 mm 内側）を決定し，X 線透視正面像で外側角を確認する（図3）．
②X 線透視側面像で頭側角を決定し，エアドリル

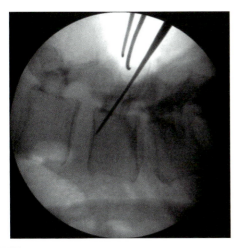

図9 ▶ X線透視側面像でのプローブ挿入の確認

外側角を変えないように，椎弓根下縁を通り，できるだけ椎体終板の中央付近まで挿入できる軌道とする．この際，骨内を進む感触を確かめながらプローブを進める．外側や頭側の椎体終板などを穿破すると，抜ける感触がある．

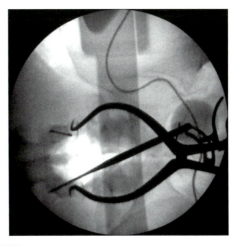

図10 ▶ X線透視正面像でのプローブ挿入の確認

X線透視側面像で進めたプローブをそのままにしてX線透視正面像を確認する．この確認を行うことで，明らかなスクリュー逸脱を回避することができる．方向が変わらないように注意すれば，胸椎用プローブ，腰椎用プローブでの骨孔拡大の際には，X線透視での確認の必要はないと考えている．

で10 mm程度まで掘削する．骨孔は頚椎用プローブで作製する．椎弓根下縁を通り，できるだけ椎体終板の中央付近まで挿入できる軌道とする（図9）．
③プローブを挿入したまま，X線透視正面像で確認する（図10）．
④問題がなければ，X線透視で確認せず，胸椎用プローブ，腰椎用プローブで軌道が変わらないよう，骨孔を拡大していく．
⑤対側の骨孔を同様に作製する．
⑥スクリューを挿入し，最終締結を行う（図11）．

6 Pop-on systemの利点

Pop-on systemとは，Depuy SynthesのMatrix5.5システム（滅菌）（医療機器承認番号：22300BZX00256000）に採用されているシステムである．スクリューとポリアクシャルヘッドが別々になっており，後からヘッドを装着できる（図12）．通常，CBT法でスクリューを挿入すると，正中にヘッドが集まるため，挿入後の除圧や椎間操作が不可能となる．しかし，本システムでは，ヘッドが後付けできるため，スクリューを挿入した後でも，除圧や椎間操作が問題なくできる．また，distractionを掛けたい場合には，スクリューネックにスプレッダーを掛けることで容易に可能である（図13）．また，CBT法でも，ある程度の整復が可能となる．スクリューが挿入されているため，除圧操作で骨孔を破壊してしまう心配もない．CBTにおいて非常に有意義なシステムと考えている．

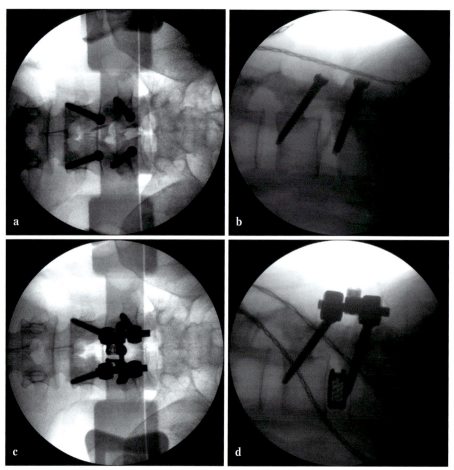

図11 ▶ スクリュー挿入および最終締結後のX線透視像
スクリュー挿入後の正面像（a），側面像（b）．
最終締結後の正面像（c），側面像（d）．

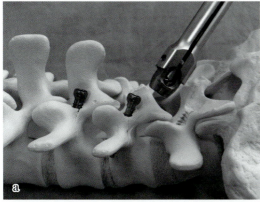
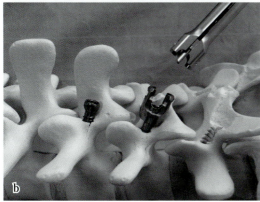

図12 ▶ Matrix5.5システム（滅菌）のスクリュー
（DePuy Synthesより許諾を得て転載）

a：スクリューが挿入され，ポリアクシャルヘッドが装着前の状態．ヘッドがない状態では除圧，椎間操作が可能である．
b：最後に専用のデバイスでヘッドを装着する．

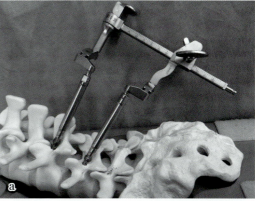
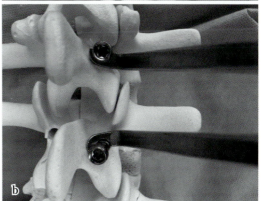

図13 ▶ 2種類のスプレッダー
（DePuy Synthesより許諾を得て転載）

スクリューに接続するタイプ（a）とスクリューネックに引っ掛けるタイプ（b）がある．
頭側角や外側角がついている場合や，頭尾側で頭側角の差がある場合には，接続するタイプのものは使用困難である．CBTの場合には，スクリューネックに引っ掛けるタイプのスプレッダーが使いやすい．これらを用いることで，ある程度の整復も可能である．

文献

1) Matsukawa K, Yato Y, Nemoto O, et al：Morphometric measurement of cortical bone trajectory for lumbar pedicle screw insertion using computed tomography. *J Spinal Disord Tech* **26**：E248-E253, 2013
2) Santoni BG, Hynes RA, McGlivaray KC, et al：Cortical bone trajectory for lumbar pedicle screws. *Spine J* **9**：366-373, 2009
3) 谷戸祥之，朝妻孝仁，今林英明：CBT（cortical bone trajectory）による椎弓根スクリュー法．脊椎脊髄 **25**：657-664, 2012

3 スクリュー挿入時の注意点

① 刺入点の決定

刺入点は，目視でしっかりと確認して作製することが望ましい．脊椎変性が強い場合には，どうしてもX線透視像に頼りがちになり，思わぬところに刺入点を作製してしまうリスクがある．特に椎弓外縁に作製してしまうと，刺入点が割れてしまうリスクがあり，固定力が落ちてしまう（図1）．また，固定椎間の上位隣接椎間関節と干渉する位置に刺入点を作製してしまうリスクもある（図1）．さらに，固定椎間の椎間関節の骨棘が刺入点作製の妨げとなることがある．その際には，骨棘を切除し，しっかりと椎弓上に刺入点を作製する．刺入点の決定は，固定力の問題だけでなく，隣接障害予防の観点からも非常に重要であり，目視での確認を怠らない．

② 軌道

スクリューの軌道は，高い固定力を得つつも，逸脱を避けなければならない．通常の椎弓根スクリューの軌道とは違い，脊柱管内に逸脱しても神経根から遠ざかる方向への逸脱となるため，神経根症状を呈するリスクは少ない（図2）[2]．しかし，スクリュー逸脱は固定力の低下も懸念されるために避けるべきである．また，スクリューが外側に逸脱すると，挿入長が短く，椎体内に挿入されていない状態（椎弓根の途中での逸脱）も考えられる（図3）[2]．この場合には，椎弓根骨折のリスクも生じてしまう．また，外側には，上位神経根が走行している可能性もあり，外側逸脱は避けるべきである（図4）．内側，外側への逸脱はいずれも，X線透視正面像をしっかりと確認することにより，大きな逸脱を回避できる．頭尾側への逸脱も，X線透視正側面像を確認することで，大きな逸脱を回避できる．より良い固定力を得るための軌道，また，安全な軌道を得るためにも，X線透視装置の使用を推奨する．また，明らかに穿破し

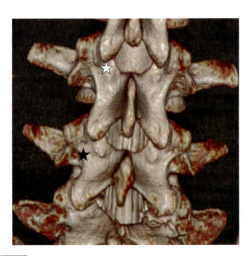

図1 ▶ スクリューの不適切な刺入点
固定椎間の最頭側では，上位隣接椎間関節と干渉する位置を刺入点（☆）としてはいけない．椎弓外縁で刺入点（★）を作製すると，スクリューの挿入時に骨孔が拡大していき，刺入点が割れて破壊されてしまうリスクがある．

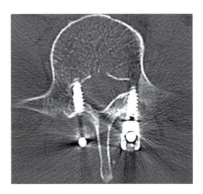

図2 ▶ スクリューの内側逸脱のCT水平断像
[加藤貴志，他：Cortical bone trajectory（CBT）法による脊椎固定術—強固な固定性を有する新しい低侵襲手術法．別冊整形外科　63：210-214, 2013 より転載]
右のスクリューが脊柱管内に逸脱している．CBT法では頭側方向への軌道となっているため，内側逸脱しても神経根症状を呈することは少ない．

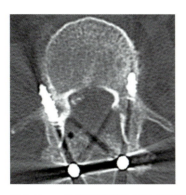

図3 ▶ スクリューの外側逸脱の CT 水平断像

[加藤貴志, 他：Cortical bone trajectory（CBT）法による脊椎固定術―強固な固定性を有する新しい低侵襲手術法. 別冊整形外科 63:210-214, 2013 より転載]
右のスクリューが椎弓根の外側に逸脱している. 外側逸脱では，この部位で骨折をきたした症例を経験した.

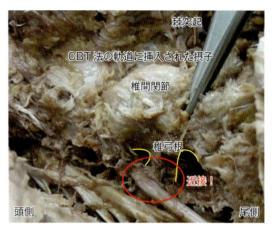

図4 ▶ キャダバーによる上位神経根の走行位置

CBT法の軌道に挿入された摂子が椎弓根の外側で逸脱している．上位神経根と近接しているのがわかる．

ている場合には，プロービングの際の感触で気づくことができる．この感触がわからなくならないよう，なるべくハンマーを使用せず，用手的なプロービングを心掛けている．

逸脱していない場合でも，軌道の問題として，頭側角や外側角の付け過ぎにも注意が必要である．頭側角が大きくなり過ぎると，ポリアクシャルヘッドの許容角度を超えてしまうことも懸念される．また，外側角が大きくなり過ぎると，スクリューの挿入長が自ずと短くなってしまう．頭側角25～30度，外側角8～10度[3]を目安に，大きくなり過ぎないように注意する．

③ 骨孔破壊

特に，先に骨孔を作製し，スクリューの挿入前に除圧を行う場合に生じ得る合併症である．より良い刺入点を作製するためには，刺入点を決定してから除圧を行うことが望ましいと考える．また，先に骨孔を作製すると，骨孔近くを除圧する場合には，特にノミなどを用いる際，骨孔まで亀裂が入ってしまうおそれがあり，注意が必要である．万が一，骨孔が破壊された際には，刺入点の変更，通常の椎弓根スクリューへの変更を検討すべきである．スクリュー挿入の際には，通常の椎弓根スクリューと異なり，硬い皮質骨を通過していく軌道となるため，よほど脆弱な骨質でないかぎり同サイズタップを切る．アンダーサイズタップでスクリューを挿入すると，皮質骨が割れるリスクもあるために注意する．

④ ロッドの設置

ロッドの設置については，頭側が長くなり過ぎないように注意する．頭側が長くなると上位隣接椎間関節と干渉してしまうため，頭側は各デバイスの可能な範囲で短くするべきである．Compression force を掛ける際には，先に頭側を締結し，尾側を緩めてから掛けることが望ましい．ロッドの長さによる上位隣接椎間関節干渉は，避け得る合併症であり，しっかりと念頭に置いて手術を行う．

⑤ トランスバースコネクターの設置

スクリュー自体の固定力が高いが，unit としての固定力を高めるためにも，トランスバースコネクターの設置を心掛ける．トランスバースコネクターを設置する際には，左右のスクリューヘッドが近接し過ぎると設置困難となる．また，ロッドがハの字となることが多く，設置困難な際には，トランスバースコネクターを軽く曲げて設置す

る．トランスバースコネクターの設置ができない
ほど，固定椎間の上位と下位でスクリューヘッド
が近接している場合には，compression force を
掛けられないことも懸念され，良い軌道とはいえ
ない．単椎間固定であっても，unit としての固定
力を高めるためにトランスバースコネクターの設
置を推奨する．トランスバースコネクターの設置
も念頭に置いて，頭側角や外側角を術前に検討し
ておく．

6 腰椎すべり症に対する矯正固定術

　腰椎前方すべり症例においては，従来法ではま
ずスクリューを挿入してロッドを装着し，すべ
り椎体を引き上げてから PLIF を行うのが一般的
である．CBT 法では先にスクリューを挿入して

しまうと，PLIF が困難となる．そのため，スク
リュー刺入部の骨孔を作製後，ケージを設置して
から，スクリューとロッドの設置を行うことに
なる．PLIF で脊椎すべりが矯正可能であれば問
題ないが，ケージ設置後のスクリューとロッドに
よる脊椎すべりの矯正の是非については，医師に
よって意見が異なるために注意が必要である．

まとめ

　CBT 法は，脊椎固定術におけるスクリュー挿
入の一手技である．展開の低侵襲性とスクリュー
の高い固定力が利点であるが，適切な軌道による
挿入が行われなければ，その固定性も発揮されな
い．また，スクリュー長が従来法より短くなるこ
とから，不適切な軌道では，より一層脆弱な固

Viewpoint 感染椎体に対する使用の可能性

　化膿性脊椎炎に対する CBT 法による後方固定術が有効であろうという報告は，しばしば散
見される．罹患椎体であっても CBT 法であれば後方支持組織で固定されるので，感染の波及
による問題がないであろうという理論である．筆者らは本件に関していまだ結論に至っていな
い．初期の CBT 法の軌道は椎体後方の椎弓根基部を目標にしていた．しかし，現在，筆者ら
は椎体の荷重分散性を加味し，椎体中央付近までの挿入を目標にしている．そのため，罹患椎
体に異物を挿入することが問題ないか否かは，もう少し検討を要すると考えている．また，化
膿性脊椎炎で椎体破壊が高度の症例に対し，後方からの固定のみで対処するのは，たとえ強固
な固定力が得られる CBT 法によってでも不可能である．したがって，前方支柱再建が不可欠
である．ただし，術前の抗結核薬投与によりコントロールされた結核性脊椎炎は，罹患椎体の
後方固定術もしくは前方固定術と後方固定術の併用で治療できると考えている．

Viewpoint スクリューの逸脱率

　CBT 法が初めて紹介された原著では，約 20% のスクリューに椎弓根内側逸脱を認めたと述
べられている．以降の諸家の報告を踏まえると，逸脱率は約 0〜20% であり，臨床的に問題
となった症例は少ない印象を受ける．筆者らは，X 線透視（正面・側面）の使用を原則として
いるが，7.8% のスクリューに逸脱を認めた．逸脱の内訳は，椎弓根内側 3.2%，椎弓根外側 4.6%
であった．内側逸脱は刺入点が椎弓根に対して内側にある症例に多く，外側逸脱は軌道の外側
角の大きい症例に多い傾向を認めた．また，逸脱例の特徴としては，CBT 法導入初期例だけ
でなく，低骨密度，椎体回旋などの X 線透視を確認しにくい症例や，脊椎変性が強く手技的
に骨孔の作製に難渋した症例が挙げられた．

定性となる．脊椎変性が強く，大きなすべりを伴う症例や，脊椎分離症などで至適位置に刺入点が作製できない症例などでは，CBT法に固執せず，従来法への変更が必要となる．

Viewpoint 1椎間CBT法PLIF例の画像解析―術後骨囊胞形成の危険因子は？

　CBT法を用いた1椎間PLIFを行った症例をretrospectiveに画像解析を行うことにより，CBT法による腰椎椎体間固定術後の骨囊胞形成を含めた術後成績を検討した．1年以上の経過観察が可能であった35例（男性15例，女性20例，平均年齢67.6±15.9歳，平均観察期間21.4±6.5カ月）を対象とした．スクリューの弛みは8.4%に認め，骨囊胞形成率は22.8%，骨癒合率は91.4%であった．さらに，多重ロジスティック回帰分析を行い，椎体終板の骨囊胞形成に寄与する因子を検討した．検討項目は，①年齢，②性別，③骨密度（大腿骨頚部・腰椎），④ケージの種類（チタン製/PEEK製），⑤スクリュー最大挿入トルクの平均値，⑥スクリューの椎体内刺入深度の平均値，⑦スクリューの弛みの有無とした．スクリューの椎体内刺入深度は，椎体水平面における椎体内スクリュー長を椎体前後径で除した値（%）とした．

　その結果，骨囊胞形成に寄与する因子は，PEEK製ケージ｛P=0.01，オッズ比34.26（95%信頼区間3.01〜299.74）｝であった．骨囊胞はPEEK製ケージ使用群では60%の症例に認めたのに対し，チタン製ケージ使用群では16.6%に認めた．また，スクリューの椎体内刺入深度｛P=0.10，オッズ比0.94（95%信頼区間0.83〜1.05）｝は，有意ではないものの骨囊胞形成に寄与する傾向を認めた．

　Fujibayashiら[1]は，骨囊胞発生の機序として，椎体終板とケージの間のmicro motionを報告している．PEEK製ケージの特徴として，皮質骨と近似した剛性をもつ一方[7]，チタン製ケージに比べて骨親和性が劣ること[4,5]，その形状から椎体終板との適合性が劣ること[6]が報告されており，本結果に関与したものと考えられた．また，椎体へのスクリューの刺入深度が深いほど，①椎体の荷重分散性が向上すること，②椎体間にcompression forceが適切に掛かってケージのmicro motionを制御できることにより，骨囊胞形成が軽減するものと考えた．

文献

1) Fujibayashi S, Takemoto M, Izeki M, et al：Does the formation of vertebral endplate cysts predict nonunion after lumbar interbody fusion? *Spine (Phila Pa 1976)* **37**：E1197-1202, 2012

2) 加藤貴志，谷戸祥之，松川啓太朗，他：Cortical bone trajectory（CBT）法による脊椎固定術―強固な固定性を有する新しい低侵襲手術法．別冊整形外科 **63**：210-214, 2013

3) Matsukawa K, Yato Y, Nemoto O, et al：Morphometric measurement of cortical bone trajectory for lumbar pedicle screw insertion using computed tomography. *J Spinal Disord Tech* **26**：E248-E253, 2013

4) Nemoto O, Asazuma T, Yato Y, et al：Comparison of fusion rates following transforaminal lumbar interbody fusion using polyetheretherketone cages or titanium cages with transpedicular instrumentation. *Eur Spine J* **23**：2150-2155, 2014

5) Olivares-Navarrete R, Gittens RA, Schneider JM, et al：Osteoblast exhibit a more differentiated phenotype and increased bone morphogenetic protein production on titanium alloy substrates than on poly-ether-ether-ketone. *Spine J* **12**：265-272, 2012

6) Schimmel JJ, Poeschmann MS, Horsting PP, et al：PEEK cages in lumbar fusion: mid-term clinical outcome and radiological fusion. *J Spinal Disord Tech*, 2012, DOI：10.1097/BSD.0b013e31826eaf74

7) Vadapalli S, Sairyo K, Goel VK, et al：Biomechanical rationale for using polyetheretherketone (PEEK) spacers for lumbar interbody fusion–A finite element study. *Spine (Phila Pa 1976)* **31**：E992-998, 2006

1. 実際の手術法とpitfall

2 臨床成績

1 術後症例の評価—骨癒合・弛み

はじめに

　CBT法による椎弓根スクリュー（PS）の挿入は，従来法では骨粗鬆症の影響を受けやすい海綿骨に挿入されるために骨粗鬆症例で固定性が低下することに対し，骨粗鬆症の影響が比較的少ないとされる皮質骨を貫通する良好な固定アンカーとして考案された[10]．皮質骨を貫通するため，上関節突起基部遠位外側の椎弓に移行する部分に刺入点をもち，頭側・外側向きに挿入するという特有の刺入経路となる．当初は骨強度の獲得が目的とされたが，特有の刺入経路により頭側の椎間関節の展開が不要であるため，理論上では筋肉，椎間関節や脊髄神経後枝内側枝などの損傷の回避が可能であるという低侵襲性の観点からも注目されている．日本に導入されてから5年が経過し，低侵襲性と固定性を両立したCBT法の恩恵を受けた症例を多く経験する中で，骨癒合の遅延やPSの弛みが生じる症例が存在すること，CBT法PSを用いた固定術の固定椎間全体に対する力学的安定性の検討が必要なことも明らかとなってきた．筆者らはCBT法を日本への導入当初から施行し，その治療成績を長所のみならず短所も併せて継続して報告してきた[3〜6]．本稿では，筆者らのCBT法PSを用いたPLIFの治療成績および治療法の変遷を，① CBT法PSの挿入方法および CBT法PSを用いたPLIFの術式から記載し，その後，② 術後低侵襲性評価，③ 中期治療成績評価（術後2年），④ 成績不良例から導かれるCBT法PLIFにおける課題，⑤ 課題への対策に分けて記載する．

① CBT法PSの挿入方法およびCBT法PSを用いたPLIFの術式

　CBT法は，特別な手術器械を必要としない点では従来法からの移行が容易であるが，理想的な経路（皮質骨を最大限に貫通する経路）でPSを正確に挿入するには，周到な術前計画およびX線透視などの画像補助を必要とする．

1）適応

　従来法のPSを用いた腰椎後方固定のほぼすべてに適応可能であり，代表としては，腰椎変性すべり症，線維輪の破綻を伴う正中型腰椎椎間板ヘルニアが挙げられる．腰椎分離症は，本来の刺入点が分離により失われているために当初にはCBT法の適応外としていたが，分離部に骨硬化を伴う場合には，CBT法では，PSの良好な固定性の獲得が可能であり，また，従来法ではL5椎体の形状などにより強斜位でPSの挿入が必要なために外側の展開に難渋した症例などで，容易に

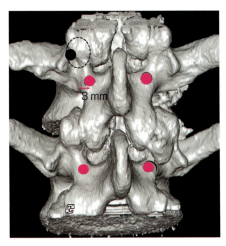

図1 ▶ 従来法とCBT法におけるPSの刺入点
黒丸：従来法，赤丸：CBT法，点線：椎弓根．

PSの挿入が可能であり，良い適応と考えている．一方，腰椎変性側弯で椎弓根径の左右差[7]を認める症例や回旋が大きい症例では，PS挿入の安全域が狭くなるため，適応を慎重に検討すべきである．刺入部の骨棘形成が強い症例，固定上位の椎間板変性の進行により上位椎体の下関節突起下端が尾側に位置する症例では，刺入点の同定困難やPSが上位隣接椎間関節と干渉するなどの問題が生じるために適応外としている．

2）刺入点

従来法では，PSの刺入点は横突起尾側端が外側から上関節突起に向かう峰と上関節突起外側で形成される三角形の頂点となる（図1）．この部分の表面は皮質骨でおおわれるが，骨孔を数mm作製すると海綿骨に到達する．海綿骨を貫通するいわゆる"握雪感"を感じながらプローブを緩徐に進めることで，容易に刺入経路が確認される．また，外側に逸脱したとしても，海綿骨を貫通する経路を再度確保できれば，固定性には大きく影響しない．一方，CBT法はPSの刺入点および刺入経路の近位の1/3～1/2は皮質骨で構成されるため，従来法で使用するオールでは刺入孔の作製ができない．また，刺入孔を一度作製後に別の刺入孔を作製することは，固定力を期待する皮質骨に骨欠損が生じるために許容されない．皮質骨貫通距離を長くするためには極力尾側から挿入す

る必要があるが，椎弓狭部に近づくと椎弓の横径および前後径が短くなって挿入は困難となり，椎間孔への逸脱（尾側への逸脱）のリスクが高まる．逆に，頭側，すなわち，上関節突起下端からの挿入は，骨の横径および前後径が長くなるために比較的容易に挿入できる長所があるが，皮質骨は薄くなり本来の皮質骨経路ではなくなるものと考えている．よって，CBT法において刺入点の作製は最重要ポイントといえる．基本的な刺入位置を図1に示す．刺入位置のランドマークは，上関節突起の関節窩と関節突起間部外縁の中央で峰のように軽度隆起した部分であり，平均すると関節突起間部外縁から約3mmの部位である（刺入孔は症例ごとに3D CT再構成画像を用いて計画している）．筆者らは，まず，この部位にハイスピードドリルに2mm径のダイヤモンドバーを用いて刺入孔を作製する．この際，頭側には刺入軌道に沿って打ち上げ方向で孔を作製するが，外側に向けると外に滑りやすいため，腹側に向けて押し付けるように孔を作製する．刺入位置を誤って内側に作製すると，棘突起との干渉により，外側への孔の作製が困難となり，また，脊柱管穿破のリスクが高まる．前述のように刺入孔の作製が尾側すぎると，椎間孔に逸脱するリスクが高まる．L1～L4では，基本的なランドマークである上関節突起の関節窩と関節突起間部外縁の中央で外縁から約3mmという位置は変わらないが，下位腰椎に行くに従って椎弓の横径が広がるため，棘突起から刺入点までの距離は外側に長くなる．L5では椎弓最狭部の外縁から3～5mmの位置が刺入点となる（図1）．

3）挿入方向

水平面での挿入角度は，高位で差がなく，約10度外側向きに挿入する（図2a）．刺入点は正しく作製されていれば，椎弓根の内縁に位置するため，軽度外側に向けて挿入すれば脊柱管穿破は回避できると考えてよい．逆に，脊柱管穿破を危惧するあまり，外側に向けて傾斜を強くすると，横突起を越えた部分でPSの先端が椎体外に逸脱し，骨把持力が低下するのみならず，椎体側方を走行する神経根損傷のリスクも伴う．L5は椎弓

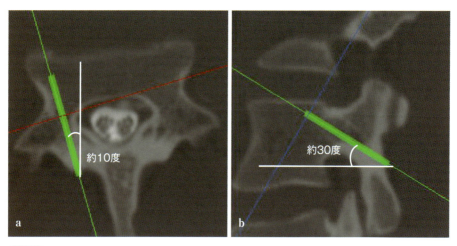

図2 ▶ CBT法スクリューの挿入方向
a：水平面，b：矢状面．

根の横径が長く太い症例が多いため，症例に応じて外側角は10～20度の間で幅をもたせることが可能である．

矢状面では，皮質骨の占拠率が高い部分を貫通し，かつ，椎間孔への逸脱を回避するためには，後方で椎弓根の最尾側を通過し，PSの先端が椎弓根を抜けて椎体に約5 mm入った部位を目標にする（図2b）．このような基準で計画を立てた場合には，L1～L4では約30度打ち上げ方向での挿入となる．L5は椎弓が他高位と比較して水平化しているため，打ち上げ角（頭側角）は約20度に減少させる．この際に考慮すべきことは，椎弓とスクリューヘッドの干渉である．固定上位では椎弓および下関節突起の部分切除あるいは全切除が併用されていればスクリューヘッドは椎弓と干渉しないが，固定下位では特に下位腰椎においてスクリューヘッドは椎弓と干渉する．したがって，①刺入点をやや頭側にして頭側角を減少させる，②スクリューヘッドと干渉する椎弓後面を切削する，③PSが半分程度挿入されたところでスクリューヘッドを固定せずにPSの中心のみを把持して挿入するなどの工夫が必要である．矢状面での経路でCBT法PSを挿入する場合には，皮質骨貫通距離が長く，ハイスピードドリルあるいはトラウマ用のドリルを使用し，皮質骨の刺入孔を作製する必要があるため，側面X線透視の併用は必須である．側面X線透視を使用しないCBT法の報告も散見されるが，多くの場合には刺入点が椎間関節に近い頭側に位置している．椎間関節近くから挿入すると安全域が広くなり，骨内にPSを挿入するのは容易となるが，皮質骨占拠率が大きく減少するため，本来のPSの固定力は期待できない．

4）刺入経路の作製

刺入点をハイスピードドリルで5 mm程度掘り進めて作製した後，皮質骨の貫通にはトラウマ用の2.5 mm径のドリルを使用している（皮質骨の抵抗が消失するまで10 mm程度）．皮質骨を穿破後は通常の椎弓根プローブを使用し，側面X線透視で確認しながら，椎弓根を抜けて椎体に入るまでプロービングをしている．トラウマ用のドリルを使用する理由は，①刺入部の視野が保たれる，②小切開で行うCBT法PLIFは，大きなハンドピースを有するハイスピードドリルでは尾側のPSを矢状面で打ち上げ方向に挿入する際に皮膚と干渉するためである．また，皮質骨骨折を予防するため，海綿骨タップは4 mmから挿入するPSと同サイズまで実施し，最後に同サイズの皮質骨タップをした後にPSを挿入している．頭側スクリューはロッドとの連結を容易にするため，骨内のスクリュー長に5 mmを加えた長さのものを選択している[6]．

5）使用 PS のサイズ

上位腰椎で椎弓根が細い場合には 4.5 mm 径の細い PS を選択することもあるが，通常では 5.5 mm 径または 6.5 mm 径で骨内が 30 mm 長の PS を挿入している．術前に CT を DICOM viewer（digital imaging and communications in medicine viewer）を用いて CBT 法の軌道で挿入可能な PS のサイズを計測しておく．挿入トルクは PS のサイズに比例して増大するが，過度に太い PS の挿入は皮質骨骨折のリスクを増加させる．

6）椎体間固定

筆者らは total facetectomy を併用した椎体間固定術を実施している．十分な移植骨母床の作製，局所骨量の確保，アライメントの獲得（局所前弯）などが，その理由である．従来法で PS を挿入する場合には，椎弓は遠位 1/2 程度の位置で切除しているが，CBT 法で挿入する場合には刺入点を温存するために正中椎弓尾側端から 5 mm 頭側の位置をランドマークに椎弓および下関節突起の切除を行っている[6]．

◆2 術後低侵襲性評価

以上の術式を用い，まず，椎間固定術の方法が同一である従来法 PLIF との間で，CBT 法 PLIF は特有の刺入経路による小さな展開およびロッドの棘突起近傍への設置のため，手術侵襲が小さいという仮説のもとで検証した．

1）対象（表1）

対象は 2011 年 8 月から腰椎変性疾患に対し，PLIF を施行した 64 例（CBT 法群 33 例，従来法群 31 例），男性 33 例，女性 31 例，平均年齢 65.2 歳（29〜82 歳）とした．疾患内訳は，腰椎変性すべり症 30 例，腰椎椎間板ヘルニア 17 例，脊柱管狭窄症 13 例，腰椎分離すべり症 4 例であった．固定椎間数は，単椎間固定 51 例，2 椎間固定 13 例であった．従来法と CBT 法では，年齢，性別，疾患，固定椎間数に差を認めなかった．

2）低侵襲性評価

手術関連指標は手術時間，出血量，合併症を，検査値は術前および術後 1，7，14 日目の白血球数（WBC 数），creatine kinase（CK），CRP（C-reactive protein）を検討した．臨床評価は，JOA スコア（Japanese Orthopaedic Association score：日本整形外科学会治療成績判定基準）の術前，術後 1 カ月，改善率および JOABPEQ（JOA Back Pain Evaluation Qestionnaire：日本整形外科学会腰痛評価質問票）の術前，術後 2 週，術後 1 カ月，腰痛 VAS（visual analog scale）の術前，術後 1，2 週，術後 1 カ月で検討した．

3）結果

両群の患者背景は有意差を認めなかった．手術関連指標は，CBT 法群で単椎間固定の手術時間が

表1 ▶ 術後低侵襲性評価の対象

		CBT 法 PLIF	従来法 PLIF	*P* 値
症例数（単椎間固定）		33（26）	31（18）	ns
平均年齢（歳）		64.6	65.9	ns
性別	男	20	13	ns
	女	13	18	ns
疾患	腰椎変性すべり症	19	11	
	腰椎分離すべり症	4	0	ns
	腰椎椎間板ヘルニア	7	10	
	腰部脊柱管狭窄症	3	10	
2 椎間固定		4	9	ns
追加除圧椎間数（平均）		9（0.3）	6（0.2）	ns

ns：有意差なし．

表2 ▶ 術後低侵襲性評価の患者背景

	CBT 法 PLIF	従来法 PLIF	P 値
平均手術時間（全体）	132 分間（95～195）	155 分間（99～215）	ns
平均手術時間（単椎間固定）	121 分間（95～160）	140 分間（99～211）	0.16
出血量（全体）	195 ml（20～480）	284 ml（40～880）	ns
出血量（単椎間固定）	153 ml（20～350）	201 ml（40～550）	0.06
術前 JOA スコア	12.7 点	10.1 点	ns
術後 JOA スコア（1 カ月）	26.1 点	24.5 点	ns
改善率（%）	82	80	ns
合併症	2/74（2.7%） （椎弓根不全骨折）	0	ns
スクリュー逸脱	0	0	ns

ns：有意差なし.

表3 ▶ 術後低侵襲性評価の検査値の結果

WBC 数（/μl）	術前	1日目	7日目	14日目
CBT法（単椎間固定）	5,676	7,807	5,702	5,612
従来法（単椎間固定）	5,891	8,522	5,797	5,657
CBT法（全体）	5,563	7,826	5,823	5,631
従来法（全体）	6,007	9,069	6,209	5,996

CK（IU/l）	術前	1日	7日	14日
CBT法（単椎間固定）	131.5	164.9	90.0	77.0
従来法（単椎間固定）	89.9	303.6	110.6	78.3
CBT法（全体）	125.3	181.7	82.4	72.9
従来法（全体）	93.2	301.0	110.4	70.5

CRP（mg/dl）	術前	1日	7日	14日
CBT法（単椎間固定）	0.10	1.30	2.34	0.40
従来法（単椎間固定）	0.06	1.96	2.65	0.43
CBT法（全体）	0.10	1.38	2.31	0.42
従来法（全体）	0.07	2.34	3.33	0.63

短く（CBT 法群 121 分間 vs 従来法群 140 分間，$P＝0.16$），出血量が少ない（CBT 法群 153 ml vs 従来法群 201 ml，$P＝0.06$）傾向にあったが，有意差を認めなかった．合併症として CBT 法群では 2 椎弓根で不全骨折を認めた（2/74，2.7%）．PS の逸脱は両群ともに認めなかった．（表2）.

検査値（表3）では，WBC 数（/μl），CRP（mg/dl）は，術後 1 日目に CBT 法群で低い傾向（WBC 数：CBT 法群 7,807 vs 従来法群 8,522，CRP：CBT 法群 1.38 vs 従来法群 2.34）にあったが，有

意差を認めなかった．一方，CK（IU/l）は術後 1，7 日目において CBT 法群で有意に低値であった（術後 1 日目：CBT 法群 164.9 vs 従来法群 303.6，術後 7 日目：CBT 法群 90.0 vs 従来法群 110.6，共に $P＜0.05$）.

JOA スコアは術前，術後 1 カ月および改善率に両群で有意差を認めなかった．JOABPEQ は術後 2 週では有効率，獲得量ともに疼痛関連障害，腰椎機能障害，歩行機能障害，社会生活障害，心理的障害の各因子で CBT 法群が優れ，歩行機能

表4 ▶ 術後低侵襲性の臨床評価の結果

JOABPEQ （術後2週の有効率）	疼痛関連	腰椎機能	歩行機能	社会生活	心理的
CBT法（単椎間固定）	81%	29%	67%	38%	43%
従来法（単椎間固定）	67%	22%	22%	39%	22%
CBT法（全体）	85%	38%	73%	38%	42%
従来法（全体）	58%	26%	23%	23%	23%
JOABPEQ （術後1カ月の有効率）	疼痛関連	腰椎機能	歩行機能	社会生活	心理的
CBT法（単椎間固定）	76%	38%	62%	57%	38%
従来法（単椎間固定）	75%	38%	56%	56%	38%
CBT法（全体）	75%	43%	71%	57%	39%
従来法（全体）	84%	42%	59%	48%	44%
腰痛VAS（mm）	術前	1週	2週	1カ月	
CBT法（単椎間固定）	47.4	23.3	9.07	7.5	
従来法（単椎間固定）	51.4	23.7	18.8	13.5	
CBT法（全体）	46.7	30.5	12.8	9.5	
従来法（全体）	50.0	28.8	20.0	13.0	

障害で有意差を認めた（有効率：CBT法群73% vs従来法群23%，獲得量：CBT法群27.5 vs従来法群10.6，共に$P<0.01$）．しかし，術後1カ月では全因子において両群の差は減少し，有意差も認めなかった．腰痛VASは，術前および術後1週で両群に差を認めなかったが，CBT法群では術後2週から低値の傾向を示し，術後1カ月で有意に低値であった（CBT法群7.5 mm vs従来法群13.5 mm，$P<0.01$）．（表4）．

これらの結果から，CBT法は従来法と比較し，手術時間，出血量が少ない傾向にあり，筋損傷が少なく（術後CK上昇が少なく），腰痛が術後1カ月で有意に少ないことが示された．また，術後2週のJOABPEQにおいても，CBT法が従来法と比較して優れる傾向にあることが示された．

◇3 中期治療成績評価（術後2年）

CBT法が従来法と比較して低侵襲性を有することは，理論上も推察され，前術の短期治療成績からも実証された．しかし，固定術の評価は骨癒合の完成，そして，固定隣接椎間障害の評価など，

長期の観察が必要となる．筆者らは術後1年，2年と経年的に経過を評価・解析し報告してきた．その継続的な観察の中で，術後3カ月のCTにおいてCBT法ではケージ周囲の嚢胞形成（cyst sign）[1]を高頻度に合併することを見いだした．骨癒合の評価，そして，治療成績のさらなる向上には，この嚢胞形成の評価が重要であると考えている．

1）対象

対象は腰椎変性疾患に対して単椎間PLIFを施行した45例（CBT法群27例，従来法群18例）とした．術式はPS挿入法を除き，両群で同一であった．対象の年齢，性別，疾患，術前のJOAスコア，JOABPEQ，腰痛VAS，骨密度（DXA Tスコア）は両群に有意差を認めなかった（表5）．

2）評価
（1）画像評価

椎間周囲の嚢胞形成は，術後3カ月のCTにおいて新規にケージ周囲に嚢胞形成を認めたもの，術前から認めた嚢胞が拡大したものをcyst sign陽性とした．さらに，ケージ周囲に局在する比較的小さな嚢胞（限局型：local type），ケージ表面

表5 ▶ 中期治療成績評価の対象

		CBT法	従来法	*P*値
症例数（単椎間固定）		27	18	
平均年齢（歳）		62.4	62.1	ns
性別	男	15	9	ns
	女	12	9	
疾患	腰椎変性すべり症	15	7	ns
	腰椎分離すべり症	2	0	
	腰椎椎間板ヘルニア	8	8	
	腰部脊柱管狭窄症	2	3	
術前 JOA スコア（点）		12.8±3.8	11.2±4.3	ns
腰痛 VAS（mm）		49±26	59±26	ns
DXA T スコア（腰椎）		−0.04±1.53	−0.55±1.64	ns
DXA T スコア（股関節）		−0.04±1.14	−0.54±1.70	ns
PS 長		31.0±2.1	39.3±2.1	
PS 径		5.8±0.4	6.0±0.5	

ns：有意差なし.

の 1/2 以上にわたる比較的大きな囊胞（広範型：diffuse type）に分類した（図3）．その他，固定椎体高の変化（術後1，2年），椎体固定角の変化（術後1，2年）（図4），術後2年の骨癒合率[2]の評価を実施した．

(2) 臨床評価

JOA スコア，JOABPEQ，腰痛 VAS を術前，術後1，2年で検討した．

3）結果（表6）

(1) 画像評価

骨癒合率は術後2年で CBT 法群81％，従来法群89％であり，両群に有意差を認めなかった．固定椎体高は両群に有意差を認めなかった．椎体固定角は従来法群において術後1年では固定前弯角の損失が有意に大きかったが，術後2年では両群に有意差を認めなかった．Diffuse cyst sign を認めた頻度は，CBT 法群37％，従来法群6％であり，CBT 法群で有意に高頻度であった．

(2) 臨床評価

臨床評価は JOA スコア，JOABPEQ の獲得量，有効率ともに両群に有意差を認めなかった．腰痛 VAS も同様で両群に有意差を認めなかった．

これらの結果から，diffuse cyst sign が CBT 法群で有意に高頻度であった以外，全体で評価した場合には，CBT 法 PLIF と従来法 PLIF では臨床・画像成績に有意差がないといえる．

4 成績不良例から導かれる CBT 法 PLIF における課題

1）Diffuse cyst sign の陽性群と陰性群の比較

CBT 法において，diffuse cyst sign の有無により，同様の臨床・画像評価を比較した．結果として，画像計測上の固定椎体高，JOA スコア，JOABPEQ の腰椎機能以外の各因子，および腰痛 VAS において，diffuse cyst sign 陽性群では臨床・画像成績が劣ることが示された（表7）．

2）Diffuse cyst sign 陰性—CBT 法 PLIF と従来法 PLIF の比較

前述の検討にて，diffuse cyst sign 陽性が CBT 法 PLIF における臨床・画像成績を低下させていることが明らかとなった．そこで，diffuse cyst sign 陰性の症例では従来法 PLIF に優る臨床・画像成績が獲得されているのかを同様の評価項目で検討した．結果として，diffuse cyst sign 陰性の CBT 法 PLIF では，画像において椎体固定角の

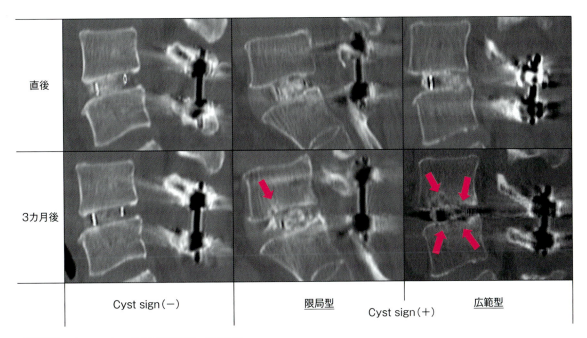

図3 ▶ Cyst sign 分類（限局型，広範型）
限局型：ケージ周囲に局在する比較的小さい，辺縁硬化を伴う嚢胞.
広範型：ケージ表面の1/2以上にわたる比較的大きな嚢胞.
矢印：Cyst sign.

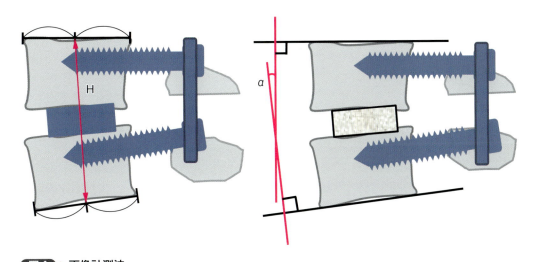

図4 ▶ 画像計測法
H：固定椎体高，a：椎体固定角.

変化が従来法PLIFと比較して有意に少なく，臨床においても術後2年のJOAスコアが高く，JOABPEQの有効率が高い傾向にあり，腰痛VASが小さい傾向にあった（表8）.

これらの結果は次の3点に要約できる．①全体で比較した場合には，術後2年においてCBT法PLIFと従来法PLIFの臨床・画像成績は同等である．②CBT法PLIFではdiffuse cyst sign陽性が臨床・画像成績を有意に低下させる．③diffuse cyst sign陰性のCBT法PLIFと従来法

表6 ▶ 中期治療成績評価の結果

画像評価		CBT 法	従来法	P 値
Diffuse cyst sign 陽性		37%（10/27）	6%（ 1/18）	0.02
骨癒合率（2 年）		81%（22/27）	89%（16/18）	0.40
固定椎体高の変化（1 年, mm）		−1.9±1.1	−1.9±2.3	0.62
固定椎体高の変化（2 年, mm）		−1.9±1.3	−2.2±2.5	1.00
椎体固定角の変化（1 年, 度）		−0.7±1.7	−2.2±2.5	0.03
椎体固定角の変化（2 年, 度）		−0.9±2.1	−2.3±2.6	0.07
臨床評価		CBT 法	従来法	P 値
JOA スコア（点）	1 年	27.7±1.7	27.5±2.4	0.79
	2 年	27.8±1.6	27.3±1.8	0.31
JOABPEQ（2 年）				
疼痛関連障害	獲得量	43.9±47.3	65.1±35.8	0.14
	有効率	20/27	15/18	0.14
腰椎機能障害	獲得量	26.0±38.2	42.9±31.1	0.10
	有効率	17/25	14/18	0.10
歩行機能障害	獲得量	50.6±34.8	62.5±27.7	0.28
	有効率	20/26	17/18	0.28
社会生活障害	獲得量	43.3±34.5	45.3±26.1	0.74
	有効率	19/27	15/18	0.74
心理的障害	獲得量	19.3±21.2	28.3±28.9	0.27
	有効率	12/27	9/18	0.27
腰痛 VAS（mm）	1 年	12.0±14.3	12.1±15.8	0.84
	2 年	11.6±16.4	13.1±14.8	0.55

PLIF の比較では，CBT 法 PLIF が優れる傾向にある．したがって，CBT 法 PLIF においては，広範型嚢胞（diffuse cyst）の形成抑制が成績向上の key であるといえる．

3）CBT法におけるケージ周囲嚢胞の形成機序

　椎間固定ではケージ周囲に嚢胞形成を認める頻度は高い（筆者らは 0.5 mm の thin-section CT で検討しているため，微細な嚢胞形成の評価も可能となり，スライス厚が大きな CT での評価よりも cyst sign 陽性とする率が高くなっている可能性がある）が，限局型嚢胞（local cyst）は筆者らの検討では骨癒合に影響しない．しかし，CBT 法 PLIF で高頻度に合併する広範型嚢胞は，骨癒合の遅延などの治療成績の低下と関連するため，この機序を検討した．

　CBT 法は PS 単体での引き抜き強度が高いが，

固定術であるかぎりコンストラクト全体での安定性を検討する必要がある．コンストラクト全体として CBT 法 PS を用いた固定術の安定性に関し，近年，いくつかの報告が出ている．Perez-Orribo ら[9]は，キャダバーで前方椎間に intact，DLIF ケージ挿入，TLIF ケージ挿入の 3 群に，それらをさらに後方固定で 2 群（従来法 PS および CBT 法 PS）に分けた生体力学的研究を行い，CBT 法 PS は従来法 PS と比較し，前屈・後屈では椎間可動域が小さいが，側屈では TLIF ケージ挿入の場合には椎間可動域が大きいことを報告している（DLIF ケージ挿入群では両群に有意差なし）．また，高石ら[12]は，有限要素解析で，Perez-Orribo ら[9]の報告と同様，CBT 群では，側屈負荷で椎間スペーサーへの相当応力が有意に高く，モーメント方向と同側の椎体終板の最小ひずみの

表7 ▶ Diffuse cyst sign（DCS）の陽性群と陰性群の比較

画像評価		DCS（−）17 例	DCS（＋）10 例	P 値
固定椎体高の変化（1 年，mm）		−1.4±1.1	−3.3±2.2	0.001
固定椎体高の変化（2 年，mm）		−1.5±1.3	−3.7±2.2	<0.001
椎体固定角の変化（1 年，度）		−1.4±2.2	−0.9±2.3	0.73
椎体固定角の変化（2 年，度）		−1.4±2.4	−1.7±2.5	0.58
臨床評価		DCS（−）17 例	DCS（＋）10 例	P 値
JOA スコア（点）	1 年	28.5±0.7	26.3±2.0	<0.001
	2 年	28.3±1.1	26.8±2.0	0.008
JOABPEQ（2 年）				
疼痛関連障害	獲得量	68.9±28.7	1.4±42.5	<0.001
	有効率	16/17	4/10	0.04
腰椎機能障害	獲得量	34.4±33.0	12.4±43.5	0.19
	有効率	14/17	5/10	0.08
歩行機能障害	獲得量	65.6±31.1	26.6±26.5	0.006
	有効率	15/17	4/10	0.13
社会生活障害	獲得量	53.5±29.4	25.8±36.9	0.04
	有効率	15/17	4/10	0.01
心理的障害	獲得量	28.3±20.1	3.8±12.6	0.001
	有効率	11/17	1/10	0.007
腰痛 VAS（mm）	1 年	5.6±6.9	23.0±17.0	0.004
	2 年	5.4±7.7	22.1±21.8	0.04

増加と対側の椎間スペーサーの接触反力の減少がみられ，その傾向は骨粗鬆症例で顕著であると報告している．一方，Ito ら[2]は，従来法 PS 群では，前屈・側屈モーメント負荷により PS に掛かる応力が増加しているが，椎体前方まで挿入された PS には前方支柱への荷重を分散する効果があると推察している．これらの報告から，CBT 法 PS では，短いスクリュー長により，側屈制動性において従来法 PS に劣り，また椎体の PS 貫通距離が短いことにより，腰椎において荷重分担の 2/3 を担う椎体前方の支持力が従来法 PS に劣るものと考えられる．また，ひとたび PS に弛みが生じた際には，短いスクリュー長により椎体制動力が著しく低下し，PS 固定性の低下によりケージ周囲の負荷がさらに増大するという悪循環に陥るものと考えられる（図 5）．PLIF が日本で広く行われるようになり，手術成績が安定した過程において，PS の登場と椎間ケージの考案

は非常に大きな役割を果たした．この両者が固定椎間の前方あるいは部分的前方と後方の両者の支持性を発揮することで，初めて高い骨癒合率を獲得することが可能となった[11,13]．最小侵襲脊椎手術や新規スクリュー挿入法においては，コンストラクト全体として脊柱安定性の担保が必要であり，次に述べる椎間ケージ挿入法の改良に至った．

⑤ 課題への対策

1）広範型囊胞の抑制に向けた対策

CBT 法 PS に DLIF を併用した際の高い制動力の報告から，ケージのサイズを増大させることにより椎体前方支持面積を増加させ，短いスクリュー長による制動力や荷重分担能の減少を代償することとした．過去の報告により，特に側屈制動性が劣ること，挿入固定材料数の増加を回避することから，椎間板に対して横方向に長いケージ

表8 ▶ DCS 陰性の CBT 法 PLIF と従来法 PLIF の比較

画像評価		CBT 法	従来法	P 値
固定椎体高の変化（1年, mm）		−1.4±0.9	−1.5±1.4	0.67
固定椎体高の変化（2年, mm）		−1.2±0.9	−1.8±1.5	0.28
椎体固定角の変化（1年, 度）		−0.5±1.7	−2.3±2.6	0.03
椎体固定角の変化（2年, 度）		−0.4±1.5	−2.4±2.7	0.02
臨床評価		CBT 法	従来法	P 値
JOA スコア（点）	1年	28.5±0.7	27.4±2.5	0.15
	2年	28.3±1.1	27.3±1.9	0.03
JOABPEQ（2年）				
疼痛関連障害	獲得量	68.9±28.7	63.8±32.4	0.85
	有効率	16/17	13/17	0.30
腰椎機能障害	獲得量	34.4±33.0	42.0±31.8	0.39
	有効率	14/17	1/17	0.54
歩行機能障害	獲得量	65.6±31.3	60.3±27.4	0.60
	有効率	15/17	16/17	0.25
社会生活障害	獲得量	53.5±29.4	46.5±26.4	0.55
	有効率	15/17	14/17	0.50
心理的障害	獲得量	28.3±20.1	28.7±29.5	0.86
	有効率	11/17	8/17	0.54
腰痛 VAS（mm）	1年	5.6±6.9	12.8±16.0	0.22
	2年	5.4±7.7	9.0±12.4	0.19

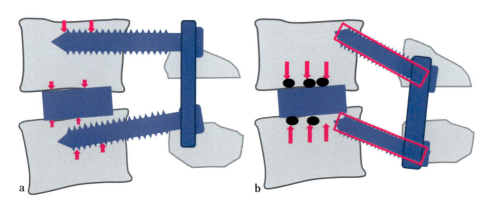

図5 ▶ CBT 法 PLIF のケージ周囲の広範型嚢胞の形成機序
a：従来法 PLIF．PS が椎体前方まで挿入されるため，椎体での軸圧分担や制動効果があり，ケージに掛かる負荷を減少させる効果を有する．
b：CBT 法 PLIF．PS の短いスクリュー長により，椎体に掛かる軸圧の大部分をケージが支え，また，椎体前方把持が少ないために制動効果に劣る．黒丸：嚢胞．

（36 mm 長，10 mm 幅）を前後に2つ設置する方法を採用した．ケージでの椎体支持面積は，筆者らが従来使用していたケージ2個の前後方向設置（9 mm×21 mm×2個：376 mm^2）と比較し，横方向設置では約2倍（10 mm×36 mm×2個：720 mm^2）を確保した（図6）．この支持面積は

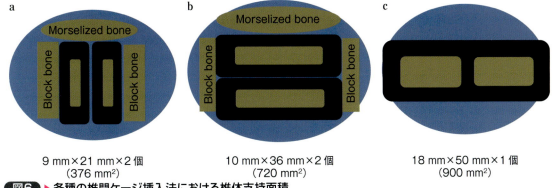

図6 ▶ 各種の椎間ケージ挿入法における椎体支持面積

旧椎間ケージ挿入法（a）と比較し，新椎間ケージ挿入法（b）は，約2倍の椎体支持面積を有し，XLIF®ケージ（c）での椎体支持面積にも匹敵する．

表9 ▶ 囊胞の抑制効果の検証の対象

椎間ケージ挿入法		旧	新	P値
症例数（単椎間固定）		27	16	
平均年齢（歳）		62.3	61.6	ns
性別	男	15	10	ns
	女	12	6	
術前JOAスコア（点）		12.7±3.9	13.1±3.2	ns
腰痛VAS（mm）		50.4±25.7	46.3±25.0	ns

ns：有意差なし．

表10 ▶ 囊胞の抑制効果の画像評価の結果

椎間ケージ挿入法	旧	新	P値
Cyst sign 陽性	42%（11/27）	6%（1/16）	0.02
広範型	33%（9/27）	0%（0/16）	0.01
PSの弛み	22%（6/27）	6%（1/16）	0.17

50 mm長のXLIF®ケージを挿入した場合（18 mm×50 mm×1個：900 mm²）に匹敵する．

2）新椎間ケージ挿入法による囊胞の抑制効果の検証

椎体前方支持面積を増加させる椎間ケージ挿入法により，広範型囊胞の形成が抑制できるのかを前述と同様に術後3カ月のCTを用いて検証した．対象はすべてCBT法PLIFを行い，小型ケージの前後方向設置（小型縦置き）27例と大型ケージの横方向設置（大型横置き）16例である（表9）．術後3カ月のCTにてケージ周囲の囊胞形成（限局型，広範型），PSの弛みを検証し，臨床評価にはJOAスコア，JOABPEQ，腰痛VASを用いた．

3）結果

（1）画像評価（表10）

Cyst signの評価では，限局型と広範型を合わせたcyst sign陽性は，小型縦置き42%，大型横置き6%と大型横置きで有意に低率であり，また広範型囊胞の形成は，小型縦置き33%，大型横置き0%と大型横置きで完全に抑制され，有意に低率であった．PSの弛みも，小型縦置き22%に対し，大型横置き6%と大型横置きで有意に低率

表11 ▶ 嚢胞の抑制効果の臨床評価の結果

椎間ケージ挿入法	旧	新	P値
JOAスコア（点）	27.0±1.5	27.9±1.2	0.06
JOABPEQ（獲得量）			
疼痛関連障害	41.7±46.0	50.3±40.7	0.60
腰椎機能障害	15.4±33.3	15.4±34.5	0.92
歩行機能障害	40.0±32.5	49.1±37.6	0.43
社会生活障害	30.0±30.3	34.5±29.0	0.60
心理的障害	16.3±19.2	28.8±28.0	0.23
腰痛VAS（mm）	12.3±18.4	7.0±11.9	0.40

であった．

(2) 臨床評価

術後3カ月での臨床評価は，JOA スコア，JOABPEQ，腰痛VASすべてにおいて，有意差を認めないものの，大型横置きが小型縦置きと比較して優れている傾向があった（表11）.

以上により，短期成績ではあるが，CBT法 PLIF の臨床・画像成績低下の原因となる広範型嚢胞の形成は，ケージの椎体前方支持面積を増加させた大型ケージ横置き法を併用することで改善された．現在まで術後1年を経過した大型ケージ横置き法では全例で骨癒合を得ていることにより，同法を併用したCBT法 PLIF では良好な治療成績が期待される[8].

まとめ

筆者らのCBT法の手技の実際から，短期治療成績，中期治療成績，そして中期治療成績から得た問題点に対する対策について概説した．CBT法 PS は，キャダバーや in vivo などでの PS 単体としての固定性評価において，従来法 PS と比較して高い挿入トルクや引き抜き強度を示すこと，また，皮膚切開の短縮や筋剥離・筋圧排の軽減によると推察される低侵襲性も報告され[3]，急速に普及した．CBT法は特別な器械を必要とせず，従来法から移行しやすい手技ではあるが，理想的に皮質骨を貫通した経路でスクリューを挿入するには，許容範囲が非常に狭いことを念頭におく必

要がある．治療成績に関しては，短期ではあるが，従来法と比較して検査値および患者立脚評価指標で良好な結果を示し，最小侵襲手術としての要件も満たしていると考える．一方，スクリュー・ロッドのコンストラクトでは，キャダバー研究および有限要素解析による検証で，側屈制動性に劣ること[9,12]や椎間ケージへの応力が増加すること[12]が報告されており，これらは，筆者らの臨床・画像評価から得た結果においても，ケージ周囲の広範型嚢胞の形成を高頻度で合併するという形で実証された．すなわち，CBT法 PS は挿入強度および低侵襲性の点では優れるが，その短いスクリュー長により，前方支柱の荷重分担・側屈制動性の点では従来法 PS に劣る（図5）.しかし，CBT法は広範型嚢胞を認めたのが約1/3の症例であり，残りの症例では嚢胞形成や PS の弛みなどがなく骨癒合を得ており，治療成績も嚢胞形成を伴わない症例では従来法に優るものであることから，嚢胞形成を抑制することで良好な中・長期治療成績を獲得できると考える．実際，筆者らは椎間ケージ挿入法を改良することで，治療成績低下の主因である広範型嚢胞の形成抑制ができることを示した．今後，これらの症例の中・長期治療成績の結果の検討を予定している．

米国で考案されたCBT法であるが，日本において低侵襲性などの観点から注目を集め，米国よりも広く普及し，それに基づく臨床データが蓄積されている．日本導入から5年弱が経過し，それらのデータを解析することでCBT法の長所，短

所が明確となってきた．明らかとなった問題点への対策を講じることで，CBT法は今後も後方固定アンカーとして重要な一翼を担うと考えている．

文献

1) Fujibayashi S, Takemoto M, Izeki M, et al：Does the formation of vertebral endplate cysts predict nonunion after lumbar interbody fusion? *Spine (Phila Pa 1976)* **37**：E1197-E1202, 2012

2) Ito Z, Matsuyama Y, Sakai Y, et al：Bone union rate with autologous iliac bone versus local bone graft in posterior lumbar interbody fusion. *Spine (Phila Pa 1976)* **35**：E1101-E1105, 2010

3) 海渡貴司：Cortical bone trajectory（CBT）を用いたPLIFの実際および短期治療成績．*J MIOS*（68）：19-26, 2013

4) 海渡貴司，藤原啓恭，牧野孝洋，他：CBT法椎弓根スクリュー―時の洗練をうけた位置づけ．整・災外 **57**：1583-1589, 2014

5) 海渡貴司，藤原啓恭，牧野孝洋，他：CBT法PLIFでは従来法PLIFと比較しケージ周囲の嚢腫形成を高頻度に合併する―前向き比較研究．日整会誌 **89**：S949, 2015

6) 海渡貴司，岩崎幹季，柏井将文，他：Cortical bone trajectory（CBT）法による椎弓根スクリューを用いたPLIF．脊椎脊髄 **27**：161-167, 2014

7) Makino T, Kaito T, Fujiwara H, et al：Morphometric analysis using multiplanar reconstructed CT of the lumbar pedicle in patients with degenerative lumbar scoliosis characterized by a Cobb angle of 30° or greater. *J Neurosurg Spine* **17**：256-262, 2012

8) Makino T, Kaito T, Fujiwara H, et al：Does fusion status after posterior lumbar interbody fusion affect patient-based QOL outcomes? An evaluation performed using a patient-based outcome measure. *J Orthop Sci* **19**：707-712, 2014

9) Perez-Orribo L, Kalb S, Reyes PM, et al：Biomechanics of lumbar cortical screw-rod fixation versus pedicle screw-rod fixation with and without interbody support. *Spine (Phila Pa 1976)* **38**：635-641, 2013

10) Santoni BG, Hynes RA, McGilvray KC, et al：Cortical bone trajectory for lumbar pedicle screws. *Spine J* **9**：366-373, 2009

11) Steffee AD, Biscup RS, Sitkowski DJ：Segmental spine plates with pedicle screw fixation. A new internal fixation device for disorders of the lumbar and thoracolumbar spine. *Clin Orthop Relat Res* **203**：45-53, 1986

12) 高石官成，白石 建，河野 仁，他：Cortical bone trajectory screwを用いた腰椎椎体間固定術における前方支柱安定性の生体力学的評価．第22回日本脊椎インストゥルメンテーション学会抄録集，2013, p179

13) Yamamoto T, Ohkohchi T, Ohwada T, et al：Clinical and radiological results of PLIF for degenerative spondylolisthesis. *J Musculoskelet Res* **2**：181-195, 1998

2 上位隣接椎間関節干渉の頻度

はじめに

上位隣接椎間関節干渉（superior segment facet joint violation：FJV）は，Shah ら[21]が初めて提唱した概念であり，腰椎椎弓根スクリューの挿入に伴い 20% 以上で生じると報告されている．生体力学的検討では，FJV に伴い，上位隣接椎間の機械的ストレス（mechanical stress）を増強して不安定性を助長すること[2,6]，長期的には隣接椎間障害の一因となり得ること[1,4,15]が報告されている．近年，従来軌道の代替として CBT が注目されているが[19]，CBT 法の刺入点は関節突起間部の外側縁に位置しており，頭外側に向かう軌道をとる．外側方向の最小限の展開でスクリューの挿入が可能なだけでなく，従来法に比べて刺入点の位置が内尾側にあるため，上位隣接椎間関節の展開を必要とせず，医原性関節包損傷の予防が可能になる．このような CBT 法の低侵襲性が報告される一方，CBT 法スクリューによる FJV の頻度については不明である．本項では，CBT 法により脊椎固定術を行った症例において，最頭側の椎弓根スクリューによる FJV の頻度・危険因子について検討した[9]．

① 方法

2011 年 10 月（CBT 導入時）〜2015 年 6 月に，CBT 法を用いて脊椎固定術を行った連続した 202 例｛男性 122 例，女性 80 例，平均年齢 60.6 ±13.9 歳（20〜88 歳）｝を対象とし，全例を retrospective に調査した．疾患の内訳は，腰椎すべり症 104 例，腰椎椎間板ヘルニア（LDH）34 例，腰椎椎間板症 25 例，脊椎変性側弯症 13 例，腰椎椎間孔狭窄症 12 例，骨粗鬆症性椎体骨折 9 例，その他 5 例であった．腰椎分離症例や広範な除圧に伴って関節突起間部が欠損した症例は適応から除外した．最頭側挿入高位は，L1：7 例，L2：16

例，L3：40 例，L4：114 例，L5：25 例で，平均 1.4 ±0.63 椎間の固定を行った．

1）術式

手術は過去の報告に準じて行った[10,11]．棘突起縦割進入法により，側方は関節突起間部外縁を触知するまで展開し，上位隣接椎間関節は露出しなかった．まず，X 線透視下でスクリューの骨孔を作製し，マーカーを設置した．次に，除圧および固定を行い，最後に，スクリューを挿入し，頭側からロッドと最終締結した．スクリューの挿入時には，スクリューヘッドが椎弓と接触しないように留意した．スクリューは 5.5 mm 径×30〜40 mm 長のサイズを基準とし，CDH SOLERA®スパイナルシステム（Medtronic）を 172 例に，MATRIX Spine System（DePuy Synthes）を 30 例に使用した．

2）FJV の評価

術後 CT（スライス厚 1 mm）の矢状断・水平断・冠状断像で，FJV を評価した．FJV の定義は Seo らの報告に準じ評価した（grade 0＝正常，grade 1＝スクリューあるいはロッドが椎間関節に接触，grade 2＝スクリューが椎間関節内を障害）[20,22]．

FJV に寄与する因子として，次の項目を検討した．①年齢，②性別，③body mass index（BMI），④最頭側挿入高位，⑤固定椎間数，⑥インプラントの種類，⑦再手術の有無（初回手術例，再手術例），⑧最頭側の固定術式｛後側方腰椎固定術（PLF），PLIF，XLIF®｝，⑨最頭側高位の術前の椎体前方すべり率（%），⑩上位隣接椎間関節の変性，⑪脊椎変性側弯（Cobb 角 10 度以上）の有無とした．椎体すべり率は，立位中間位 X 線像で評価し，隣接椎間関節の変性は CT により Pathria ら[18]の分類を用いて評価した（grade 0＝正常，grade 1＝椎間関節の狭小化，grade 2＝椎間関節狭小化＋硬化性変化もしくは関節肥厚，grade 3＝狭小化・骨棘形成・硬化性変化を伴っ

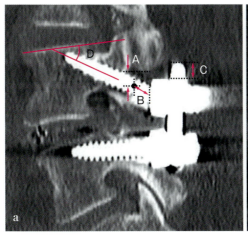
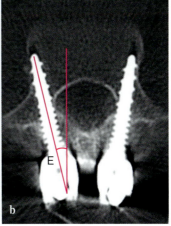

図1 ▶ 画像検討項目の計測法（文献9を改変）
a：CT 矢状断像，b：CT 水平断像．
スクリュー長軸に沿い再構成した CT を用い，各検討項目を測定した．
A：椎間関節下縁と刺入点の距離，B：椎弓とスクリューヘッドの距離，C：頭側のロッド長，D：頭側角，E：外側角．

た高度関節症性変化）．まず，各項目と FJV の関係について単回帰分析にて調査し，このうち $P<0.20$ の項目について多重ロジスティック回帰分析を行った（有意水準は $P<0.05$）．

さらに，術後 CT でスクリューの詳細な刺入位置を調査した．ZIOSTATION®（精度 ±0.1 mm，±0.1 度，ザイオソフト）を用い，スクリュー長軸に沿って画像を再構成し，次の項目を計測した（図1）[9]．検討項目は，①椎間関節下縁と刺入点の距離，②刺入部椎弓とスクリューヘッドの距離，③頭側のロッド長，④頭側角，⑤外側角とした．2 群間の比較には 2 標本 t 検定を用いた（有意水準は $P<0.05$）．

2 結果

1）FJV の頻度

202 例中 39 例（19.3％），404 本中 48 本（11.8％）に FJV を認めた．FJV はすべて grade 1 であり，椎間関節内の障害である grade 2 は認めなかった．また，椎間関節との接触部位は，スクリュースレッドが 36 本，スクリューヘッドが 11 本，ロッドが 1 本であった（図2）[9]．FJV について左右差（$P=0.48$）はなく，また，挿入高位による発生率に有意差は認めなかった（$P=0.32$）．

2）椎間関節干渉の危険因子

検討項目のうち単回帰分析で $P<0.20$ の因子は，年齢（$P<0.01$），性別（$P=0.02$），術前の椎体前方すべり（$P<0.01$），上位隣接椎間関節の変性（$P<0.01$）であった（表1）．これらの因子を用いて多重ロジスティック回帰分析を行うと，FJV に寄与する因子は，70 歳以上 ｛$P=0.03$，オッズ比 2.35（95％ 信頼区間 1.04〜5.34）｝，10％ 以上の椎体前方すべり ｛$P<0.01$，オッズ比 3.9（95％ 信頼区間 1.64〜9.45）｝，Pathria 分類 grade 2 以上 ｛$P=0.04$，オッズ比 1.52（95％ 信頼区間 1.31〜1.74）｝ であった（表2）．

3）スクリューの刺入位置

椎間関節下縁と刺入点の距離については，FJV（−）群が 8.1±2.3 mm であるのに対し，FJV（＋）群は 3.2±1.0 mm であり，有意に小さかった（$P<0.01$）（表3）．また，刺入部椎弓とスクリューヘッドの距離 ｛FJV（＋）群：FJV（−）群＝5.6±1.6 mm：6.4±1.9 mm｝・頭側角 ｛FJV（＋）群：FJV（−）群＝25.8±6.3 度：29.9±7.6 度｝ は両群間に有意差を認めたが，頭側のロッド長・外側角は有意差を認めなかった．

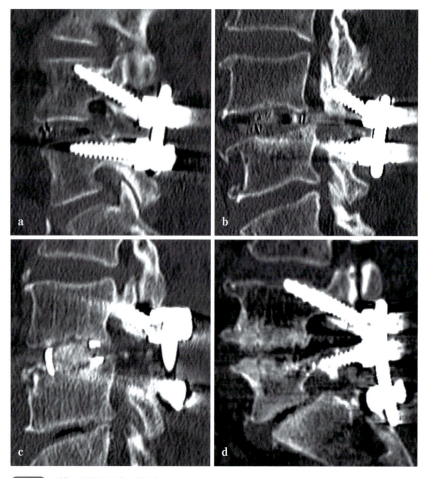

図2 ▶ 椎間関節干渉の様式（文献9を改変）
a：椎間関節干渉なし．b：スクリュースレッドとの接触．c：スクリューヘッドとの接触．d：頭側のロッドとの接触．

3 考察

椎弓根スクリューの挿入精度については，スクリューの逸脱率に多くの注目が集まりがちであるが，FJVは注意すべきもう一つの合併症であり，臨床的にも生体力学的にも重要な問題である[1,2,4,6,15]．近年，FJVの報告（表4）が散見されており，従来軌道によるスクリューの挿入に伴い，正中進入法で15～100%[1,3,5,12,22]，Wiltseの筋間進入法で20～23%[21]，経皮的椎弓根スクリュー（percutaneous pedicle screw：PPS）法で4～58%の発生率と報告されている[1,5,7,16,17,22]．理論的に，スクリューの刺入点が椎間関節から遠ざかればFJVのリスクは軽減することが予想されるが，PPS法は刺入点が椎間関節の外側で最も遠くに設定されるにもかかわらず，FJVの頻度がさまざまであった．PPS法の良好な成績がある一方，Babuら[1]，Jones-Quaidooら[5]は，PPS法は正中進入法に比べてFJVの頻度が高く，椎間関節障害の程度が高度なことを報告している．さらに，Patelら[17]はキャダバーを用いたPPS法の検討において，FJVの発生率が58%であり，17%のスクリューが椎間関節内を障害していたことを報告している．PPSの刺入点を直接に視認できないことやX線透視像の解釈の違い，ラーニングカーブなどが関与したためと考えられる．

表1 ▶ 椎間関節干渉の危険因子の検討（単回帰分析）

	FJV（＋）群	FJV（−）群	P 値
年齢（歳）	71.8±11.3	57.9±17.7	＜0.01
性別（男：女）	17：22	105：58	0.02
Body mass index（kg/m^2）	26.2±3.5	25.9±3.4	0.68
最頭側挿入高位（症例数）			0.32
L1	0	7	
L2	1	15	
L3	9	31	
L4	26	88	
L5	3	22	
固定椎間数	1.40±0.52	1.40±0.62	0.96
インプラントの種類（症例数）			0.45
SOLERA®	35	137	
MATRIX	4	26	
再手術の有無（症例数）			0.37
初回手術例	37	145	
再手術例	2	18	
最頭側の固定術式（症例）			0.78
PLF	1	21	
PLIF	38	135	
XLIF®	0	7	
椎体前方すべり率（％）	10.1±7.8	2.9±6.8	＜0.01
Pathria 分類（grade）	1.95±1.01	1.42±0.92	＜0.01
脊椎変性側弯の有無 {症例数（％）}	4/39（10.2％）	9/163（5.5％）	0.29

表2 ▶ 椎間関節干渉の危険因子の検討
（多重ロジスティック回帰分析）

	P 値	オッズ比	95％信頼区間
年齢≧70 歳	0.03	2.35	1.04〜5.34
性別（女性）	0.29	1.53	0.67〜3.46
椎体前方すべり率≧10％	＜0.01	3.9	1.64〜9.45
Pathria 分類≧grade 2	0.04	1.52	1.31〜1.74

表3 ▶ 検討項目の結果

	FJV（＋）群	FJV（−）群	P 値
椎間関節下縁と刺入点の距離（mm）	3.2±1.0	8.1±2.3	＜0.01
刺入部椎弓とスクリューヘッドの距離（mm）	5.6±1.6	6.4±1.9	＜0.01
頭側のロッド長（mm）	4.9±2.6	4.6±2.8	0.45
頭側角（度）	25.8±6.3	29.9±7.6	＜0.01
外側角（度）	11.7±4.1	11.2±3.7	0.36

表4 ▶ 椎間関節干渉の頻度の報告

著者（発表年）	進入法	FJVの発生率(%)	FJVの危険因子
Shah, et al（2003）[21]	筋間（Wiltse法）	20～23%	なし
Moshirfar, et al（2006）[12]	正中	15%	L5, 左, 単椎間固定
Chen, et al（2008）[3]	正中（Roy-Camille法）	100%	側方連結スクリュー, 刺入軌道
	正中（Weinstein法）	24～25%	
Knox, et al（2011）[7]	PPS	6.6%	L5
Park, et al（2011）[16]	PPS	32%	L5, 手術経験
Patel, et al（2011）[17]	PPS	58%	記載なし
Babu, et al（2012）[1]	正中	34%	PPS, 術野の深度
	PPS	40%	
Jones-Quaidoo, et al（2013）[5]	正中	15%	PPS
	PPS	18%	
Yson, et al（2013）[22]	正中*	27%	直視下手術, L5
	PPS*	4%	
本研究（2016）	CBT	11.8%	年齢, 椎体すべり, 椎間関節変性

＊：術中ナビゲーションシステムを併用

CBT法のFJVの発生率（11.8%）は過去の報告と同等以上の成績である．特にPPS法と比較した場合には，CBT法の利点としては刺入点の位置を術野で直接に視認できることが挙げられる．

過去の報告から，FJVはL5高位に起きやすいことが知られている[3,7,16,22]．術野が深く，腸骨の存在，傍脊柱筋が豊富なことだけでなく，椎間関節自体が大きいことや椎弓根軸の向きなどの解剖学的特徴がFJVの頻度に関与しているものと推測される．本研究では，有意差がないものの，L5を除いて下位腰椎ほどFJVの頻度が高くなる傾向を認めた（図3）．この要因としては，①解剖学的に下位腰椎ほど椎弓根の縦径が短くなり，上位腰椎に比べ，刺入点が隣接椎間関節と近接しやすくなること[8]（図4）[9]，②椎間関節変性が下位腰椎に強く生じ，刺入点が変性肥厚した下関節突起と接触しやすくなることが考えられた．筆者らの調査で，L5のFJVの頻度が低かったのは，L5を最頭側挿入高位とする25例中20例が椎間板症・LDHなどの椎間板変性疾患であり，若年者（平均年齢37.3歳）が多かったことが影響したと考えられた．

本研究により，CBT法のFJVの危険因子としては，年齢（≧70歳），椎体前方すべり（≧10%），上位隣接椎間関節の変性（≧grade 2）が挙げられた．高齢・椎体すべり症例では，椎体後方要素の変性に伴い，刺入点の選択に難渋し，隣接椎間関節に近接しやすくなることが推測された．また，CBT法の骨孔は頭外側に傾く椎弓に対して斜めに作製されるが，椎体すべり症例では椎弓の水平化を伴うため[13]，骨孔の拡大・タップ操作時に頭側へ滑りやすくなることにより，FJVが生じると考えられた．そして，上位隣接椎間関節の変性は，椎間関節の肥厚・骨棘形成により，刺入点である関節突起間部が被覆されてしまい，FJVが生じると考えられた．中には高度椎間関節変性のためにFJVが不可避な症例も見受けられたものの，FJVの多くは手技の習熟していない初期に発生しており，手技の習熟に伴い，その発生率は減少した（前半34/202本＝16.8%，後半14/202本＝6.9%）．

スクリューの刺入位置の検討では，FJV（＋）群はFJV（－）群に比べ，椎間関節下縁と刺入点の距離・刺入部椎弓とスクリューヘッドの距離

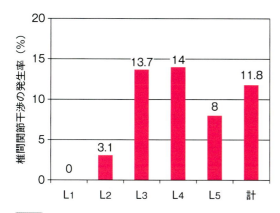

図3 ▶ 挿入高位による椎間関節干渉の頻度
上位腰椎に比べ，下位腰椎で頻度が高い傾向を認める．

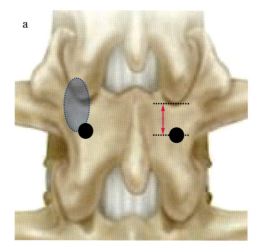

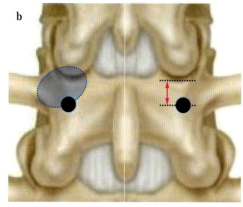

図4 ▶ 刺入点と上位隣接椎間関節の位置関係
（文献9を改変）
上位腰椎（a）に比べ，下位腰椎（b）は刺入点（黒点）と椎間関節下縁の距離が短くなる．

が有意に短いことが明らかとなった．この結果により，CBT法を用いた手術時の注意点として2点を挙げる．1点目は，適切な位置に刺入点を作製することである．まず，関節突起間部の軟部組織を十分に露出し，術野を直接に視認することが重要であり，上位隣接椎間関節から十分に距離をとった位置に刺入点を作製する．骨孔作製に伴って頭側に滑りやすいことを踏まえ，目標とする刺入位置より，あらかじめ2mm程度尾側に刺入点を設定することを推奨する．また，スクリューヘッドのサイズや上位隣接椎間関節の変性，椎弓の水平化の程度などに応じ，柔軟に対処する必要がある．2点目は，スクリューの刺入深度を調整し，スクリューヘッドを椎弓から少し浮かせることである．スクリューヘッドと上位隣接椎間関節が接触しない刺入深度が原則であり，おおむね5mm程度椎弓から浮かせる形となる．実践の場では，計測した骨孔長に対して+5mmのスクリュー長を選択するとちょうど良い．また，本研究では，FJV（＋）群とFJV（－）群で頭側のロッド長は有意差を認めなかったが，頭側のロッド長を短くすることもFJVの回避のために重要

と考えている．スクリューとロッドの連結は，まずは頭側スクリューと最終締結し，椎体間へのcompression forceを加えながら尾側スクリューと最終締結すると良い．

今後の課題としては，CBT法の刺入位置の特性から伸展位CT（椎間関節とスクリューが最も近接する位置）におけるFJVの評価や，FJVの臨床的意義などの解明が望まれる．

Viewpoint　CBT法における上位隣接椎間関節干渉の意義

FJVの臨床的・生体力学的意義について，従来法の報告は散見される．ただし，従来法とCBT法では椎間関節と干渉する部位も干渉する程度も異なるため，FJVの意義が両者で異なることが予想される．CBT法の利点として，従来法に比べて関節内を障害するFJVの頻度が少ない点が挙げられ，今後，CBT法におけるFJVの意義の解明が待たれる．現状として，CBT法でスクリューを挿入する際にFJVが危惧された場合には，スクリューの挿入法をCBT法から従来法に切り替えるか，FJVを覚悟でそのままCBT法を行うかの判断は，術者により意見が大きく分かれている．

Viewpoint　スクリューヘッドを浮かせる理由

インプラントの機種によりスクリューヘッドの大きさはさまざまであるが，スクリューの刺入深度を調整することにより，上位隣接椎間関節からスクリューヘッドを遠ざけることが可能となり，FJVを回避できる．また，スクリューヘッドを刺入部椎弓から浮かせる理由として，以下の2点も挙げられる．
①スクリューヘッドが椎弓に当たると（hubbing），刺入部に微細な骨折が生じ，スクリューの固定性が低下してしまう[14]．
②ロッドとの締結を容易にする．
特に前者については，スクリューヘッドが刺入部の皮質骨に当たると挿入時に強い抵抗が生じる．術者はあたかも"スクリューが効いてきた"と錯覚しがちであるが，現実は全く逆である．スクリューの固定性が低下する要因となるので，注意すべきである．

文献

1) Babu R, Park JG, Mehta AI, et al：Comparison of superior-level facet joint violations during open and percutaneous pedicle screw placement. *Neurosurgery* 71：962-970, 2012
2) Cardoso MJ, Dmitriev AE, Helgeson M, et al：Does superior-segment facet violation or laminectomy destabilize the adjacent level in lumbar transpedicular fixation? *Spine (Phila Pa 1976)* 33：2868-2873, 2008
3) Chen Z, Zhao J, Xu H, et al：Technical factors related to the incidence of adjacent superior segment facet joint violation after transpedicular instrumentation in the lumbar spine. *Eur Spine J* 17：1476-1480, 2008
4) He B, Yan L, Guo H, et al：The difference in superior adjacent segment pathology after lumbar posterolateral fusion by using 2 different pedicle screw insertion techniques in 9-year minimum follow-up. *Spine (Phila Pa 1976)* 39：1093-1098, 2014
5) Jones-Quaidoo SM, Djurasovic M, Owens RK II, et al：Superior articulating facet violation：percutaneous versus open techniques. *J Neurosurg Spine* 18：593-597, 2013
6) Kim HJ, Chun HJ, Kang KT, et al：The biomechanical effect of pedicle screws' insertion angle and position on the superior adjacent segment in 1 segment lumbar fusion. *Spine (Phila Pa 1976)* 37：1637-1644, 2012
7) Knox JB, Dai JM III, Orchowski JR：Superior segment facet joint violation and cortical violation after minimally invasive pedicle screw placement. *Spine J* 11：213-217, 2011
8) Li B, Jiang B, Fu Z, et al：Accurate determination of isthmus of lumbar pedicle：a morphometric study using reformatted computed tomographic imaging. *Spine (Phila Pa 1976)* 29：2438-2444, 2004
9) Matsukawa K, Kato T, Yato Y, et al：Incidence and risk factors of adjacent cranial facet violation following pedicle screw insertion using cortical bone trajectory technique. *Spine (Phila Pa 1976)*, 2016, DOI：10.1097/BRS.0000000000001459
10) Matsukawa K, Yato Y, Nemoto O, et al：Morphometric measurement of cortical bone trajectory for lumbar pedicle screw insertion using computed tomography.

J Spinal Disord Tech **26**：E248-E253, 2013

11）松川啓太朗，谷戸祥之，加藤貴志，他：cortical bone trajectory による腰椎椎弓根スクリューの刺入法—pedicle map を用いた刺入点の決定と three-step probing による骨孔作成．東日本整災会誌 **25**：54-57, 2013

12）Moshirfar A, Jenis LG, Spector LR, et al：Computed tomography evaluation of superior-segment facet-joint violation after pedicle instrumentation of the lumbar spine with a midline surgical approach. *Spine (Phila Pa 1976)* **31**：2624-2629, 2006

13）Nagaosa Y, Kikuchi S, Hasue M, et al：Pathoanatomic mechanisms of degenerative spondylolisthesis：a radiographic study. *Spine (Phila Pa 1976)* **23**：1447-1451, 1998

14）Paik H, Dmitriev AE, Lehman RA, et al：The biomechanical effect of pedicle screw hubbing on pullout resistance in the thoracic spine. *Spine J* **12**：417-424, 2012

15）Park P, Garton HJ, Gala VC, et al：Adjacent segment disease after lumbar or lumbosacral fusion：review of the literature. *Spine (Phila Pa 1976)* **29**：1938-1944, 2004

16）Park Y, Ha JW, Lee YT, et al：Cranial facet joint violations by percutaneous placed pedicle screws adjacent to a minimally invasive lumbar spinal fusion. *Spine J* **11**：295-302, 2011

17）Patel RD, Graziano GP, Vanderhave KL, et al：Facet violation with the placement of percutaneous pedicle screws. *Spine (Phila Pa 1976)* **36**：E1749-E1752, 2011

18）Pathria M, Sartoris DJ, Resnick D：Osteoarthritis of the facet joints：accuracy of oblique radiographic assessment. *Radiology* **164**：227-230, 1987

19）Santoni BG, Hynes RA, McGilvary KC, et al：Cortical bone trajectory for lumbar pedicle screws. *Spine J* **9**：366-373, 2009

20）Seo HY, Chung JY, Kang KD, et al：Transpedicular screw violation of facet joint could lead to adjacent segment degeneration. *Proceedings of the AAOS 2011 Annual Meeting*, San Diego, 2011

21）Shah RR, Mohammed S, Saifuddin A, et al：Radiologic evaluation of adjacent superior segment facet joint violation following transpedicular instrumentation of the lumbar spine. *Spine (Phila Pa 1976)* **28**：272-275, 2003

22）Yson SC, Sembrano JN, Sanders PC, et al：Comparison of cranial facet joint violation rates between open and percutaneous pedicle screw placement using intraoperative 3-D CT (O-arm) computer navigation. *Spine (Phila Pa 1976)* **38**：E251-E258, 2013

3章

CBT法の応用

1 仙椎CBT法（PES法）

はじめに

　腰椎に対するCBT法は2011年に日本に導入されて以来[12]，低侵襲性・固定性が評価されつつあるが，仙椎に対するCBT法の応用については議論があった．腰仙椎移行部には過大な負荷が掛かるだけでなく，仙椎の特徴として，海綿骨が主体であること，前方皮質骨が薄いこと，前後径が小さいこと，明確な椎弓根構造を有さないことなどの解剖学的制約が挙げられた[2,4,10,11,13]．力学的な固定性向上のため，前方の皮質骨を狙ったbicortical purchaseや仙椎前方岬角を狙ったtricortical purchaseなども推奨されているが，仙椎前方は神経血管群と近接しており，スクリューの挿入に伴い一定のリスクをはらんでいる[3,4,10]．

　腰椎CBTと比較すると，仙椎は標的となる皮質骨が圧倒的に少ないのに加え，腰椎CBT法スクリューとの三次元的なスクリューの配列を考慮すると，仙椎の刺入点が必然的に限定されてしまう．仙椎へのCBT法の応用を考えた場合には，刺入点と仙椎の解剖，両者に合致した軌道が望まれた．

　筆者ら[6]は，仙椎に対する新しいスクリューの刺入軌道として，penetrating S1 endplate screw（PES）法を行っている．本軌道は，骨密度の高い仙椎近位部を標的とし，さらにスクリューの先端が仙椎終板を貫くことにより，固定性・安全性を期するものである[2,5,11,14]（図1）[8]．本項では，PES法の知見について解説する．

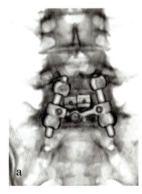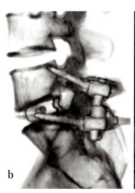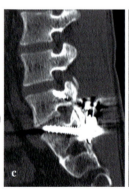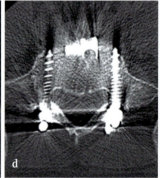

図1 ▶ 代表症例（文献8より転載）
a：正面像のシェーマ，b：側面像のシェーマ，c：CT矢状断像，d：CT水平断像．
スクリューは仙椎終板を貫き，先端は椎間板腔に位置している．

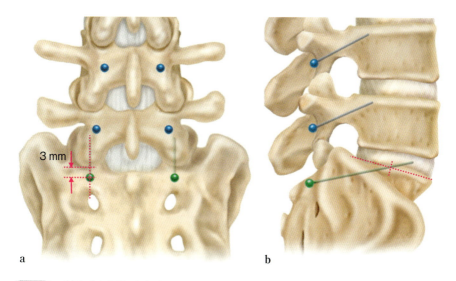

図2 ▶ 刺入点と挿入方向（文献6を改変）
a：正面像，b：側面像．
S1上関節突起の中央線とL5下関節突起先端から3 mm尾側の水平線の交点を刺入点とし，椎体矢状面に平行に，側面像で仙椎終板の中点に向かう方向に挿入する．

1 CTを用いた形態学的検討

PES法の刺入点は，S1上関節突起の中央線とL5下関節突起先端から3 mm尾側の水平線の交点とし，挿入方向は椎体矢状面に平行に，側面像で仙椎終板の中点に向かう軌道と定義した（図2）[6]．形態学的検討では，仙椎終板に対する頭側角は30.7±5.1度，軌道長は31.5±3.5 mmであった．また，仙椎前後径に対して仙椎後方隅角から前方へ平均77.8±8.0％までの位置が，スクリューの先端が仙椎終板を穿破する安全域であった．

2 PES法の実際[8]

1）術前計画

X線側面像でおおむね仙椎終板の中点に向かう軌道を原則とするが，仙椎の形には個体差があるため，術前計画としてCT傍矢状断像で，どの位置で終板を穿破するのが理想的かを確認する．

2）展開

通常の正中切開にて進入し，傍脊柱筋を剥離するが，従来法に比べて刺入点が内側にあるため，椎間関節外縁を越えた展開は不要である．腰仙椎移行部は，前弯が強く術野が深いために展開に難渋することが多いが，外側への筋の展開を低減化できるのは，PES法の大きな利点である（図3）[8]．尾側の展開は，下関節突起の関節窩が十分に露出するまで行う．S1神経孔は露出する必要がない．

3）刺入点の決定

前述の刺入点を目安とする．この部位は，おおむね下関節突起窩のすぐ尾側の丘状の高まりに一致する．刺入点の内外側の位置は，除圧操作後であれば，正中から椎弓根内縁を触れることにより推定可能であるが，X線透視下での決定がより確実である．C-armを正面像で仙椎終板に対して平行に設置すると，S1椎弓根内縁がはっきりと描出されるのがわかるはずである．刺入点の内外側の位置は，S1椎弓根内側の縁線とL5椎体外側の縁線の中点におおむね一致する．3 mmのエアドリルで至適位置に刺入点を作製する．

4）骨孔の作製

側面X線透視下で，椎体矢状面に平行にプローブを進めていくと，仙椎終板の硬い抵抗を触知する（図4）[8]．仙椎終板は腰椎終板に比べて非常に硬いため，プローブが終板に負けてしまうことがあり，終板に沿って前方に滑らないように注意す

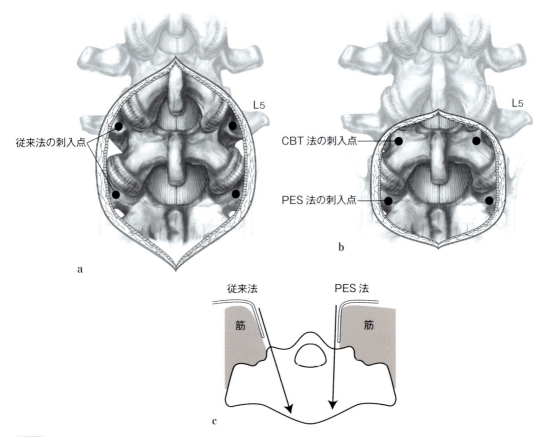

図3 ▶ 展開（文献8より転載）
a：従来法の刺入点と展開，b：PES法の刺入点と展開，c：展開の比較．
従来法に比べ，頭尾側・外側ともに展開を低減化できる．

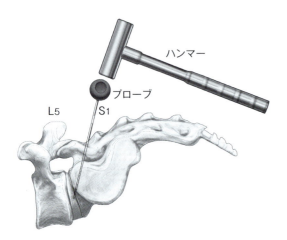

図4 ▶ 骨孔の作製（文献8より転載）
仙椎終板の中点に向けてプローブを進める．仙椎終板は非常に硬く，プローブの先端が終板に沿って前方に滑ることがあるために注意する．プローブをハンマーで叩き，確実に仙椎終板を穿破する．

る．先端が尖ったプローブで仙椎終板を確実に穿破することが重要である．すべての操作は，X線透視下で行うが，先端は常に椎間板腔に向かっているために安全である．ただし，筋に圧排されて軌道が外側に向かってしまうと，良好な骨質との接触が損なわれるとともに，スクリュー長が短くなることや，骨盤前方の血管損傷などが懸念される．

5）スクリューの挿入

サウンダーで仙椎終板を穿破したことを確認し，骨孔長を計測する．スクリュー長については，スクリューの先端が仙椎終板を穿破すること，また，上位のスクリューとの矢状面配列を合わせるためにスクリューヘッドを少し浮かせることを踏まえ，骨孔長の実測値より5〜8 mm長いスク

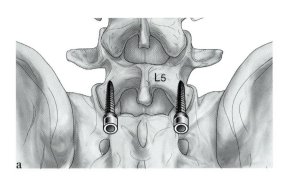

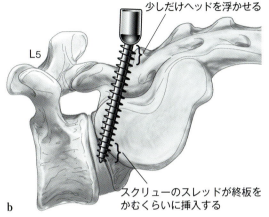

図5 ▶ スクリューの挿入（文献8より転載）
a：正面像，b：側面像．
スクリューの先端が十分に仙椎終板を穿破すること，スクリューヘッドが刺入部椎弓から少し浮くことに留意し，スクリュー長を決定する．

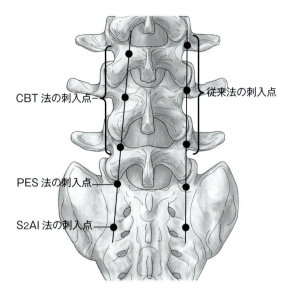

図6 ▶ 刺入点（文献8より転載）
PES法の刺入点は，腰椎CBT法スクリューとは"ハ"の字に，腰椎の従来軌道のスクリューとはほぼ直線状に並んでおり，ロッドとの連結は容易である．また，S2 alar iliac（S2AI）スクリューとの連結も比較的容易である．

リューの使用が適切である．筆者らは，6.5 mm径×40〜45 mm長のスクリューを使用することが多い．仙椎終板を貫くまで1 mmアンダーサイズのタップを行い，スクリューを挿入する．スクリューヘッドが椎弓に干渉すると，微細な骨折により固定性が低下するため，あらかじめヘッドとの接触部位をエアドリルで掘削するのが望ましい（図5）．スクリューの先端は仙椎終板の外側部に位置するため，ケージと干渉する心配がないのもPES法の利点の一つである．

6）ロッドとの締結

PES法スクリューは，上位の腰椎CBT法スクリューとは冠状面で"ハ"の字に外側に向かって配列しており，ロッドとの締結は容易である（図6）．必要に応じ，PES法に加えてS2 alarスクリューやS2 alar iliac（S2AI）スクリューなどとの連結や，オフセットコネクターを用いた腸骨スクリュー（iliac screw）との連結も比較的容易である．また，PES法は腰椎の従来法スクリューとはほぼ直線状に並んでおり，従来法に対しても応用可能である．

③ PES法の固定性の検討

腰仙椎固定術を行った34例（男性12例，女性22例，平均年齢66.7±13.9歳）の仙椎を対象に，PES法スクリュー46本と従来法（tricortical fixation）スクリュー22本の挿入トルクを比較した[7]．両群間の年齢，性別，骨密度，スクリュー径は有意差を認めなかったが，従来法のスクリュー長はPES法に比べて有意に長かった（表1）．PES法による最大挿入トルクは平均2.71±0.99 Nmであり，従来法の平均1.57±0.86 Nmと比較すると約1.7倍で，有意差を認めた（$P<0.01$）（図7）．従来法の最大挿入トルクが終末にプラトーになるのに対し，PES法の最大挿入トルクは最後まで漸増していた（図8）[6]．骨密度との相

表1 ▶ PES法と従来法の比較

	PES法	従来法	P値
スクリュー数（本）	46	22	
症例数（例）	23	11	
男女比	9：14	3：8	0.70
年齢（歳）	65.4±14.8	70.0±5.7	0.26
大腿骨頚部骨密度（g/cm²）	0.71±0.13	0.69±0.11	0.63
腰椎骨密度（g/cm²）	1.04±0.19	0.94±0.15	0.14
スクリュー径（mm）	6.75±0.37	6.91±0.71	0.25
スクリュー長（mm）	40.42±4.01	45.00±1.33	<0.01
最大挿入トルク（Nm）	2.71±0.99	1.57±0.86	<0.01

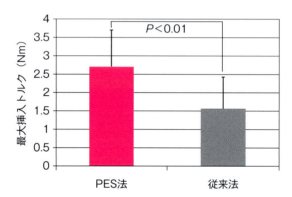

図7 ▶ 最大挿入トルクの比較
PES法の最大挿入トルクは2.71±0.99 Nmであり，従来法の1.57±0.86 Nmと比較すると約1.7倍で，有意差を認めた．

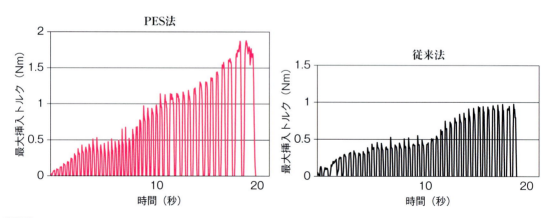

図8 ▶ 最大挿入トルクの変化の典型例（文献6を改変）
両群ともに経時的な最大挿入トルクの漸増を認めるが，従来法の最大挿入トルクが終末にプラトーになるのに対し，PES法の最大挿入トルクは最後まで漸増していた．

関は，PES法（大腿骨頚部 r＝0.47，$P<0.01$，腰椎 r＝0.32，$P=0.03$）よりも従来法（大腿骨頚部 r＝0.75，$P<0.01$，腰椎 r＝0.54，$P<0.01$）のほうが強かった．

まとめ

仙椎の解剖学的検討では，仙椎終板に近接する部分の骨密度が最も高く，骨粗鬆症性変化を受けにくいと報告されている[11,14]．また，仙骨体部は仙骨翼部よりも骨密度が高く，仙骨体部の中では外側部が特に高い[2]．PES法は，仙椎の中で最も強固な仙骨体外側部と接触し，仙椎終板をbicorticalに穿破することにより，高い固定性を発揮すると考えられる．スクリューの先端は椎間板腔の外側部に位置するため，神経血管損傷は最大限に予防され，椎体間ケージの挿入と干渉する心配もない．PES法は，腰椎CBT法スクリューと連結を容易にしつつ，仙椎の良好な骨質と接触するという，まさに両者に合致した安全な刺入軌道といえる．

一方，PES法の注意点としては2点が挙げられる．1点目は，スクリュー長が短く，さらに矢状面に平行に挿入されるため，スクリューによるtriangulation効果が得られない点である[1]．2点目は，McCordら[9]の提唱する回転中心（pivot point）からのレバーアームが従来法に比べて短くなる点である．自験例では，臨床上で大きな問題となった症例はないが，必要に応じ，PES法に加えてS2 alarスクリューやS2AIスクリューなどと連結することにより，仙椎コンストラクトの固定性の増強を検討すべきである．今後の課題としては，長期的な臨床成績の解明とさらなる生体力学的解明が望まれる．

Viewpoint　PES法が生まれるまで

仙椎に対しては，当初，内側の刺入点から外側（仙骨翼部）に向けてスクリューを挿入していた（図9）．腰椎CBT法と同様，最小限の外側への筋の展開でスクリューの挿入が可能であるが，仙骨翼部は海綿骨が主体であり，良好な固定性が得られなかった．PES法は，仙骨の良好な骨質を追求して辿り着いた軌道である．低侵襲性の観点では外側に向けた軌道に劣るものの，やはり固定性に対しては妥協すべきでないと考える．

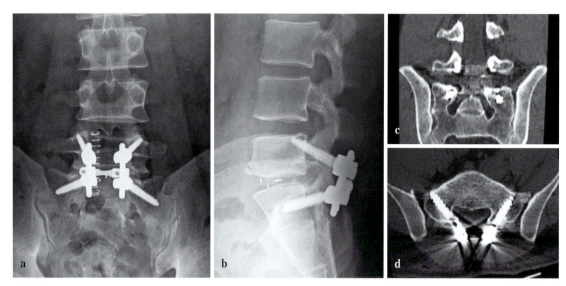

図9 ▶ 仙骨翼部に向けた仙椎スクリュー挿入法
a：X線正面像，b：X線側面像，c：CT 冠状断像，d：CT 水平断像．
内側の刺入点から外側に向けてスクリューを挿入することで，最小侵襲手術が可能となる．

文献

1) Barber JW, Boden SD, Ganey T, et al：Biomechanical study of lumbar pedicle screws：does convergence affect axial pullout strength? *J Spinal Disord* **11**：215-220, 1998
2) Ebraheim N, Sabry FF, Nadium Y, et al：Internal architecture of the sacrum in the elderly：an anatomic and radiographic study. *Spine (Phila Pa 1976)* **25**：292-297, 2000
3) Ergur I, Akcali O, Kiray A, et al：Neurovascular risks of sacral screws with bicortical purchase：an anatomical study. *Eur Spine J* **16**：1519-1523, 2007
4) Esses SI, Botsford DJ, Huler RJ, et al：Surgical anatomy of the sacrum：a guide for rational screw fixation. *Spine (Phila Pa 1976)* **16**：S283-S288, 1991
5) Luk KDK, Chen L, Lu WW：A stronger bicortical sacral pedicle screw fixation through the S1 endplate. *Spine (Phila Pa 1976)* **30**：525-529, 2005
6) Matsukawa K, Yato Y, Kato T, et al：Cortical bone trajectory for lumbosacral fixation：penetrating S1 endplate screw technique. *J Neurosurg Spine* **21**：203-209, 2014
7) 松川啓太朗, 谷戸祥之, 今林英明, 他：Penetrating S1 endplate screw（PES）法によるスクリュー挿入トルクの検討. *J Spine Res* **6**：1510-1514, 2015
8) 松川啓太朗, 谷戸祥之, 加藤貴志, 他：新しい仙椎椎弓根スクリューの刺入法—Penetrating S1 endplate screw（PES）法. 脊椎脊髄 **28**：73-80, 2015
9) McCord DH, Cunningham BW, Shono Y, et al：Biomechanical analysis of lumbosacral fixation. *Spine (Phila Pa 1976)* **17**：S235-S243, 1992
10) Mirkovic S, Abitbol JJ, Steinman J, et al：Anatomic consideration for sacral screw placement. *Spine (Phila Pa 1976)* **16**：S289-S294, 1991
11) Peretz AM, Hipp JA, Heggeness MH：The internal bony architecture of the sacrum. *Spine (Phila Pa 1976)* **23**：971-974, 1998
12) Santoni BG, Hynes RA, McGilvary KC, et al：Cortical bone trajectory for lumbar pedicle screws. *Spine J* **9**：366-373, 2009
13) Smith SA, Abitbol JJ, Carlson GD, et al：The effects of depth of penetration, screw orientation, and bone density on sacral screw fixation. *Spine (Phila Pa 1976)* **18**：1006-1010, 1993
14) Zheng Y, Lu WW, Zhu Q, et al：Variation in bone mineral density of the sacrum in young adults and its significance for sacral fixation. *Spine (Phila Pa 1976)* **25**：353-357, 2000

2 胸椎CBT法

1 胸椎CBT法の基礎

はじめに

前項では，仙椎に対するCBT法の応用について紹介した．胸椎に対してはどうであろうか？胸椎の特徴としては，まず腰椎ほど皮質骨が豊富でない点が挙げられる．特に刺入部に当たる関節突起間部の皮質骨が腰椎に比べて薄い．また，椎体が腰椎に比べて先細りした形状をとっていること，大血管・肺に近接することから，腰椎CBTのように外側に向かう軌道は危険である[12]．

本項では，胸椎に対するCBT法の形態学的検討を紹介するとともに，その固定性について報告する[13]．

◇ 1 胸椎CBT法—定義と形態学的検討

適応高位はT9〜T12とした．椎弓根を時計に見立てた際の6時の位置を刺入点とし，12時の方向に向かう軌道とした．刺入点は，高位により若干の違いがあるものの，横突起下縁の水平線と上関節突起外側1/3の線の交点を目安とした[8]．挿入方向は，椎体矢状面に平行とし，尾側から頭側へ椎体のmiddle columnに向かう軌道とした．側面像で椎体終板の後方から約1/3の位置を目標とした（図1）[13]．CTを用いた形態学的検討を行

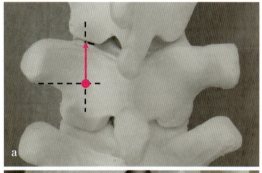

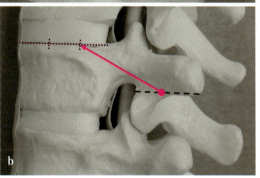

図1 ▶ 胸椎CBT（文献13を改変）
a：刺入点．横突起下縁の水平線と上関節突起外側1/3の線の交点とした．
b：挿入方向．椎体矢状面に平行とし，側面像で椎体終板の後方から約1/3に向かう軌道とした．

うと，軌道径は，T9（5.8±1.1 mm）からT12（8.5±1.4 mm）に掛けて徐々に大きくなる傾向を認

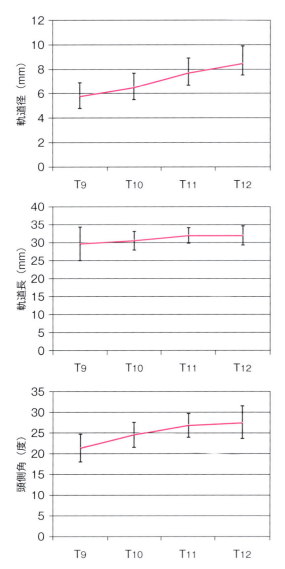

図2 ▶ 軌道径・軌道長・頭側角の計測結果
（文献13を改変）

軌道径・軌道長・頭側角ともに下位胸椎ほど大きくなる傾向を認めた．

めた．同様に，軌道長はT9（29.7±4.6 mm）からT12（32.1±2.4 mm），頭側角はT9（21.4±3.3度）からT12（27.6±3.9度）と下位胸椎ほど大きくなる傾向を認めた（図2）[13]．

2 胸椎CBT法の固定性の検討

キャダバー6体（平均年齢77.3歳，全例男性）の第9〜12胸椎（計22椎体）を対象とし，胸椎CBT法の固定性を検討した．同一椎体に対し，片側は胸椎CBT法，対側は従来法（straight-forward法）によりスクリューを挿入した[11]．双方とも3.5 mm径のプローブで骨孔を作製し，胸椎CBT法には5.5 mm径×35 mm長（同サイズタップ），従来法には6.5 mm径×40 mm長（1 mmアンダーサイズタップ）のスクリューを挿入した（図3）[13]．スクリューはCDH SOLERA®スパイナルシステム（Medtronic）を用い，おのおののスクリュー挿入時の最大トルクを計測して比較した．胸椎CBT法による最大挿入トルクは，平均$1.02±0.25$ Nmであり，従来法の平均$0.66±0.15$ Nmと比較すると約53％高く，有意差を認めた（$P<0.01$，図4）[13]．

3 考察

胸椎椎弓根スクリューの刺入軌道としては，椎弓根軸に沿った解剖学的軌道（anatomical trajectory）[3,6]，straight-forward trajectory，extrapedicular trajectoryが知られている．Lehmanら[11]は，straight-forward trajectoryの生体力学的検討を行い，anatomical trajectoryにより挿入したスクリューに比べ，挿入トルクが39％，引き抜き強度が27％増強したと報告した．また，extrapedicular trajectoryはDvorakら[5]により提唱された軌道であり，横突起先端から椎体に向けてスクリューを挿入する．神経組織に対する安全性とanatomical trajectoryと同等の固定性が報告された．筆者らは，新しい刺入軌道として胸椎CBTを検討した．

解剖学的にはT4〜T8の椎弓根は細く[3]，臨床的にも多くの需要が下位胸椎に集中しているため，本研究ではT9以下に対して形態学的検討を行った．腰椎CBTが椎弓根の5時から11時の方向に向かうのに対し，胸椎CBTは6時から12時に向かう軌道とした．ただし，T12椎弓は横径

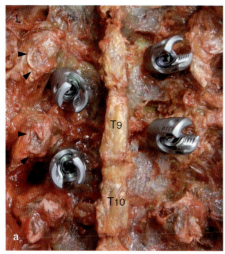 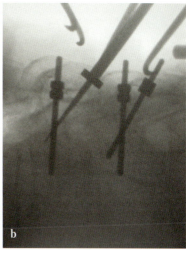

図3 ▶ 胸椎CBT法と従来法の挿入法の比較（T9・T10高位）（文献13を改変）
a：キャダバー，b：X線透視側面像．
右椎弓根に対して従来法で，左椎弓根に対して胸椎CBT法でスクリューが挿入されている．胸椎CBT法は横突起（矢頭）を温存したままスクリューを設置可能である．

が小さく，刺入点が椎弓外縁に位置することが多いため，注意が必要である．スクリューの挿入に伴う刺入部骨折を回避するためには，刺入点をやや内側とし，外側に向かう軌道とすると良い．胸椎の解剖学的研究では，椎体終板直下の骨密度が高く[14]，特に椎体内は後外側ほど骨密度が高いことが報告されている[1,7,14,16]．また，椎弓根は，頭側に比べて尾側で皮質骨が豊富なことが報告されている[10]．胸椎CBT法は，椎弓外側を刺入点とし，椎弓根の尾側から椎体の後外側を通り，スクリュー先端が終板近位と接触することにより，高い固定性を発揮すると考えられた．加えて，胸椎CBT法は，刺入部の皮質骨を温存できる点が特長である．Karataglisら[9]は，刺入部の皮質骨を温存することにより，引き抜き強度が26%増強したことを報告している．従来法を用いた場合には，背側へのスクリューヘッドの突出を軽減するため，また，皮質下骨を露出してスクリューの挿入を容易にするため，横突起基部の皮質骨をリュエルなどで切除するのが通常である．スクリューの固定性を担保するという点においては，胸椎CBT法は従来法に比べて有利である．

さらに，胸椎CBT法の利点として，次の4点

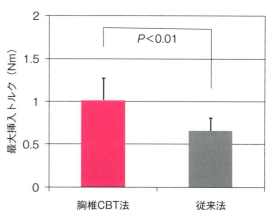

図4 ▶ 胸椎CBT法と従来法の最大挿入トルクの比較（文献13を改変）

胸椎CBT法による最大挿入トルクは，平均1.02±0.25 Nmであり，従来法の平均0.66±0.15 Nmと比較すると約53%高く，有意差を認めた．

が挙げられる．
①腰椎CBTと3次元的な配列が一致するため，スクリューとロッドの連結が容易である．
②シンプルかつ安全な軌道である．胸椎CBTは椎体矢状面に平行に椎間板腔に向かうため，神経血管損傷のリスクが低い．

③従来軌道に比べ，胸椎 CBT はスクリューの刺入経路が大きく異なるため，サルベージ手術として応用が可能である．

④スクリューの先端が終板直下にあるため，カンチレバーなどでの矯正時に優位に働く[10,14]．

一方，胸椎 CBT 法の注意点としては，2点が挙げられる．1点目は，スクリュー長が短く，さらに，スクリューによる triangulation 効果が得られにくいことである[2]．単体のスクリューの固定性は高いことが予想されるが[15]，椎体を把持するコンストラクトとしての固定性の解明が待たれる．2点目は，椎弓根軸に沿った従来軌道と異なり，bone channel が比較的限定されている点

である[4]．適切にスクリューを設置するために，筆者らは X 線透視の使用を原則としている．

胸椎 CBT について検討したが，従来軌道と比較すると，椎体水平面における刺入点の位置・挿入方向は共に大きな違いがなく，外側方向の傍脊柱筋への侵襲の程度はほぼ同等と考えられる．すなわち，低侵襲性という観点では，"胸椎 CBT 法は，腰椎 CBT 法・仙椎 CBT 法ほど際立たない"といえる．あくまで，胸椎 CBT は，皮質骨との接触を追求した胸椎の刺入軌道である点を強調したい．今後は，長期的な治療成績の解明とともに，胸椎 CBT 法のさらなる応用を検討する予定である．

Viewpoint 胸椎 CBT 法のタップサイズは？

CBT 法において，スクリューと同径のサイズでタップを切る意義はどこにあるのだろう？ CBT は皮質骨を標的とした軌道であり，腰椎 CBT・仙椎 CBT でのその意義はスクリューの挿入に伴った意図しない骨折の回避といえる．つまり，不適切なサイズのタップは，固定性の低下につながるのである．一方，胸椎 CBT は，解剖学的背景から腰椎 CBT ほど皮質骨との接触が得られていない．腰椎 CBT に対しては同サイズタップを原則としているが，胸椎 CBT に対してはアンダーサイズタップでも良いと考えている．筆者らは胸椎 CBT に対して 0.5～1.0 mm アンダーサイズタップを行うことが多いが，現状としてスクリューの形状や骨質などを踏まえて総合的に判断せざるを得ない．

Viewpoint シンプルなことは重要?!

まったく意識していなかったことであるが，内外側 0 度で椎体矢状面に対してまっすぐ向かう軌道（胸椎 CBT 法・仙椎 CBT 法）というシンプルさは，欧米人に対して非常にウケが良い．日本人は手先が器用であり，あまり問題にならないかもしれないが，彼らのいうことは一理ある．椎弓根の内側は神経，椎弓根の外側・椎体の前方は血管群と近接しているため，スクリューの挿入は一定のリスクをはらんでいる．胸椎 CBT 法も仙椎 CBT 法も，適切な刺入点を設定すれば，後は椎体終板を目指して矢状面方向を気にするだけであり，シンプルといえばシンプルで，これも重要なことかもしれない．

文献

1) Antonacci MD, Hanson DS, Leblanc A, et al：Regional variation in vertebral bone density and trabecular architecture are influenced by osteoarthritic change and osteoporosis. *Spine (Phila Pa 1976)* **22**：2393-2402, 1997

2) Barber JW, Boden SD, Ganey T, et al：Biomechanical study of lumbar pedicle screws：does convergence affect axial pullout strength? *J Spinal Disord* **11**：215-220, 1998

3) Cinotti G, Gumina S, Ripani M, et al：Pedicle instrumentation in the thoracic spine：A morphometric and cadaveric study for placement of screws. *Spine (Phila Pa 1976)* **24**：114-119, 1999

4) Dhawan A, Klemme WR, Polly DW：Thoracic pedicle screws：Comparison of start points and trajectories. *Spine (Phila Pa 1976)* **33**：2675-2681, 2008

5) Dvorak M, MacDonald S, Gurr KR, et al：An anatomic, radiographic, and biomechanical assessment of extrapedicular screw fixation in the thoracic spine. *Spine (Phila Pa 1976)* **18**：1689-1694, 1993

6) Ebraheim NA, Xu R, Ahmad M, et al：Projection of the thoracic pedicle and its morphometric analysis. *Spine (Phila Pa 1976)* **22**：233-238, 1997

7) Grant JP, Oxland TR, Dvorak MF：Mapping the structural properties of the lumbosacral vertebral endplates. *Spine (Phila Pa 1976)* **26**：889-896, 2001

8) Hou S, Hu R, Shi Y：Pedicle morphology of the lower thoracic and lumbar spine in a Chinese population. *Spine (Phila Pa 1976)* **18**：1850-1855, 1993

9) Karataglis D, Kapetanos G, Lontos A, et al：The role of the dorsal vertebral cortex in the stability of transpedicular screws. *J Bone Joint Surg Br* **88**：692-695, 2006

10) Lehman RA, Helgeson MD, Dmitriev AE, et al：What is the best way to optimize thoracic kyphosis correction? *Spine (Phila Pa 1976)* **37**：E1171-E1176, 2012

11) Lehman RA, Polly DW, Kuklo TR, et al：Straight-forward versus anatomic trajectory technique of thoracic pedicle screw fixation：A biomechanical analysis. *Spine (Phila Pa 1976)* **28**：2058-2065, 2003

12) Lien SB, Liou NH, Wu SS：Analysis of anatomic morphometry of the pedicles and the safe zone for through-pedicle procedures in the thoracic and lumbar spine. *Eur Spine J* **16**：1215-1222, 2007

13) Matsukawa K, Yato Y, Hynes RA, et al：Cortical bone trajectory for thoracic pedicle screws：a technical note. *J Spinal Disord Tech*, 2014, DOI：10.1097/BSD.0000000000000130

14) Wu SS, Edwards WT, Yuan HA：Stiffness between different directions of transpedicular screws and vertebra. *Clin Biomech* **13**：S1-S8, 1998

15) Zdeblick TA, Kunz DN, Cooke ME, et al：Pedicle screw pullout strength：correlation with insertional torque. *Spine (Phila Pa 1976)* **18**：1673-1676, 1993

16) Zhao FD, Pollintine P, Hole BD, et al：Vertebral fractures usually affect the cranial endplate because it is thinner and supported by less-dense trabecular bone. *Bone* **44**：372-379, 2009

2 胸椎CBT法の実際

はじめに

　胸椎CBT法について筆者らはT9以下の中下位胸椎に適応している．胸椎単独で使用することはまれであり，腰椎，胸腰移行部からの連続として適応していることがほとんどである．本項では実際の臨床例を提示し，その有用性を紹介する．

症例1

　63歳，男性．第12胸椎～第1腰椎の脊柱管内腫瘍例である（図1）．腫瘍は硬膜側方から高度に癒着し，剥離に困難を極めた．そのため，第12胸椎，第1腰椎の右側の椎弓から椎間関節までを広範に切除し，椎弓根までを完全に掻爬して腫瘍を摘出した．第11胸椎～第2腰椎を胸椎CBT法，腰椎CBT法にて固定した（図2）．病理検査では退形成性乏突起星細胞腫（anaplastic oligodendroglioma）であり，追加の放射線治療を必要とした．

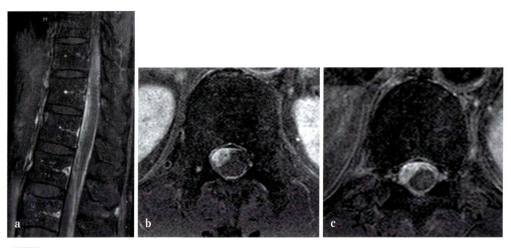

図1 ▶ 症例1の術前造影MRI T1強調像
a：矢状断像，b，c：水平断像．
第12胸椎～第1腰椎の脊柱管内に腫瘍像を認める．硬膜内において硬膜に癒着しており，髄膜腫を疑わせる所見である．

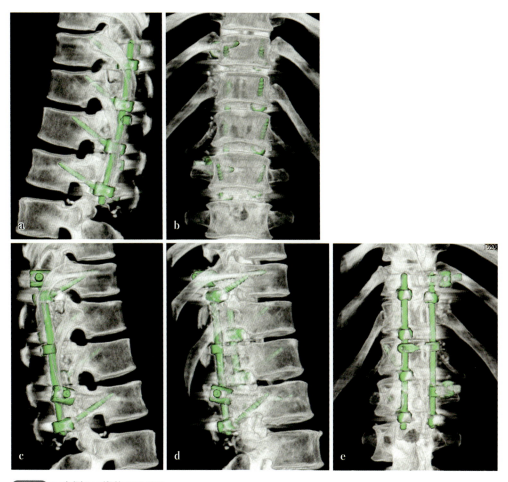

図2 ▶ 症例1の術後3D CT

a：左側面像．第11胸椎〜第2腰椎の左側はCBT法にて固定した．
b：正面像．第1・2腰椎のCBT法スクリューは外側に挿入されているのに対し，第11・12胸椎のCBT法スクリューは正中に挿入されているのがよくわかる．
c，d：右側面像．第12胸椎と第1腰椎の右側は椎弓〜椎弓根を除去したため，第11胸椎と第2腰椎はcross trajectory法（p115の3章5を参照）を行った．
e：背面像．胸椎CBT法スクリューと腰椎CBT法スクリューは配列が一致し，固定性も良好である．

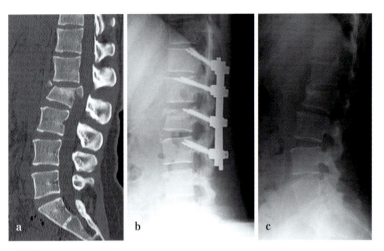

図3 ▶ 症例2の画像所見
a：初診時CT矢状断像．骨片が脊柱管内に入り，局所後弯がみられる．
b：術後X線側面像．椎体が整復され，全体的なアライメントも戻っている．
c：抜釘6カ月後のX線側面像．

症例2

25歳，女性．2階から転落して受傷した第2腰椎粉砕骨折である（図3a）．麻痺はなかった．術中の体位とインストゥルメントにより整復して固定した（図3b）．後方の骨移植は行わず，椎間関節は温存した．術後1年でスクリューを抜去した．術後X線像にて矯正損失（correction loss）がみられるものの（図3c），下肢症状，腰痛がなく，経過良好である．

症例3

51歳，男性．歩行障害と膀胱直腸障害を主訴に来院した．第11/12胸椎の脊柱管狭窄である（図4a，b）．椎間関節までを掻爬して除圧し，第10胸椎〜第1腰椎の後方固定を行った（図4c〜f）．術後に麻痺が改善し，経過良好である．

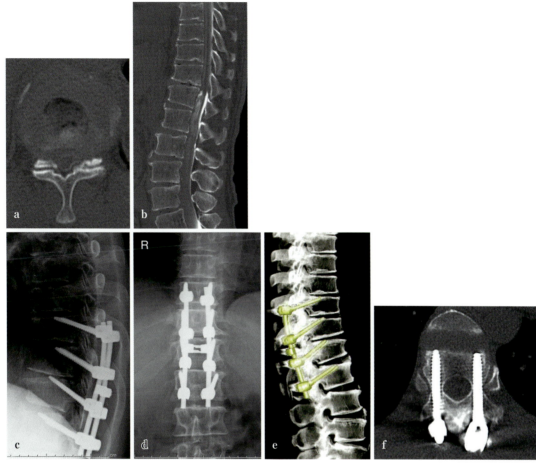

図4 ▶ 症例3の画像所見

a, b：CT myelography 矢状断像（a），水平断像（b）．第 11/12 胸椎の脊柱管狭窄を認める．椎間関節も破壊されている．
c, d：術後 X 線正面像（c），側面像（d）．適切な位置にスクリューが挿入されている．
e：術後 3D CT 側面像．
f：術後 CT 水平断像．

考察

胸椎 CBT 法の利点は次の2点である．
①腰椎 CBT 法との連結が容易である：特に胸腰移行部では CBT 法の刺入部は直線上に並ぶため，連結は容易である．

②引き抜き強度が高い：固定上位端では後方に力が加わるため，スクリューには引き抜く方向に力が働く．従来法ではフックシステムやワイヤーによる補強を行うが，CBT 法では引き抜き強度が高いために有利である．

3 多椎間固定・外傷への応用

1 脊椎変性側弯への応用

　そもそも，筆者がCBT法の有用性を検討したのは，回旋している椎体へのスクリューの挿入である．凹側の椎弓根にスクリューを挿入する場合，椎間関節外側まで展開するには，かなり広範囲に筋肉を剥離する必要が生じる．CBT法では内側から外側にスクリューを挿入するため，筋肉の剥離と展開は劇的に少なくなる．手術時間の短縮，術中術後出血の減少，筋挫滅の減少，術後痛の減少など，多くの点で有用であると考えている．また，CBT法の固定力における有用性は，特に高齢者の骨質の低下した脊椎変性側弯などで発揮される．胸椎CBT法の考察でも記載したが，特に

固定上位端における後方への引き抜き力に対し，CBT法は有効である．注意点として，コンストラクトで検討したときには，CBT法は従来法より若干弱い可能性が示唆されている点である．回旋・側屈制動性において従来法より少し劣る可能性がこれまでの研究で示唆されている．そのため，トランスバースコネクターの設置は必須であり，cross trajectory法（p115の3章5を参照）の併用も考慮する必要がある．また，前方に強固な固定を行えるLLIF（lumbar lateral interbody fusion）の併用は有効である．

2 症例提示

症例 1

71歳，女性．下肢痛が主訴の脊椎変性側弯症である（図1）．L2/L3，L3/L4にXLIF®を行い，L2〜L5にCBT法により固定を行った．L4/L5にはPLIFを追加した（図2）．

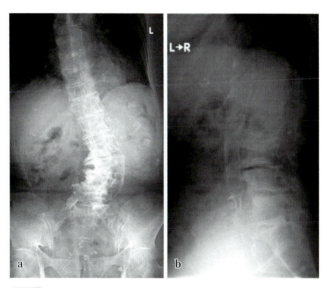

図1 ▶ 症例1の初診時単純X線像
a：正面像．左凸の脊椎変性側弯を認める．
b：側面像．脊椎すべりを伴い，腰椎前弯は消失している．

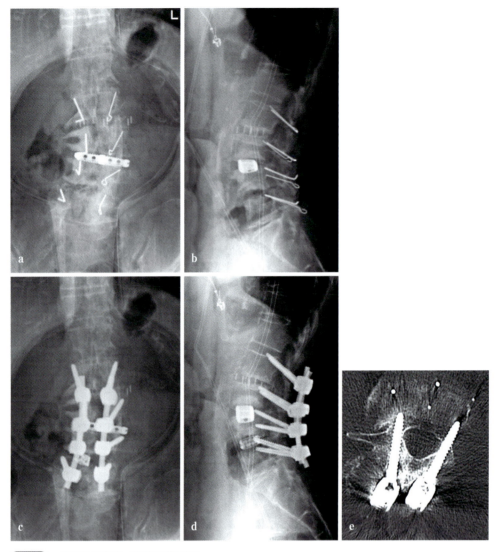

図2 ▶ 症例1の術中・術後画像所見

a：X線透視正面像．L2/L3, L3/L4にXLIF®を行い，後方からCBT法によるスクリュー挿入のマーキング中である．
b：X線透視側面像．この時点で腰椎の前弯はかなり獲得されている．
c, d：術後単純X線正面像（c），側面像（d）．L2～L5にCBT法により固定を行った．L4/L5にはPLIFを追加した．
e：術後CT水平断像．

症例2

73歳，女性．腰痛による歩行障害が主訴の脊柱側弯症である．第10胸椎～仙骨の固定術を施行した（図3)[1]．

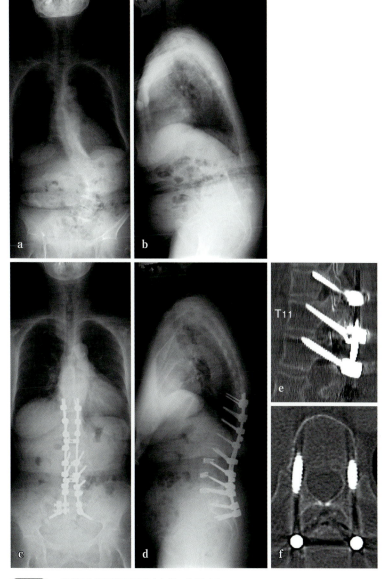

図3 ▶ 症例2の画像所見（文献1を改変）
a：初診時単純X線正面像．L1～L4に左凸52度の脊柱側弯を認める．
b：初診時単純X線側面像．腰椎前弯は消失している．
c，d：術後単純X線正面像（c），側面像（d）．
e，f：術後CT矢状断像（e），水平断像（f）．

考察

近年，XLIF®，OLIF（oblique lateral interbody fusion）による前方固定に後方固定を併用した変形矯正などが積極的に施行されるようになっている．特に骨質の低下した高齢者の脊椎変性側弯などの手術においては，やはりスクリューの固定性が手術成功の重要なポイントになる．CBT法はラテラルコネクターにより，従来法と併用して1本のロッドで連結が可能であり，さまざまな応用が考えられる（図4，5）．

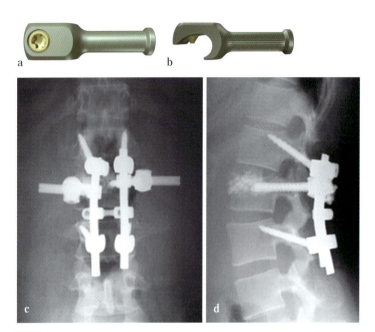

図4 ▶ ラテラルコネクターを使用したCBT法と従来法の併用例
a, b：ラテラルコネクターの上からの外観（a），横からの外観（b）．
c, d：術後単純X線正面像（c），側面像（d）．
第2腰椎粉砕骨折に対する後方固定と椎体形成術を併用した．

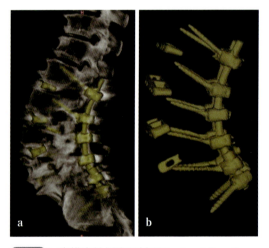

図5 ▶ 脊椎変性側弯に対する short fixation
a, b：3D CT 側面像．
L2〜L5にCBT法スクリュー，S1にPES法スクリュー，S2にalarスクリューを挿入した．L2/L3，L3/L4，L4/L5にXLIF®，L5/S1にPLIFを行った．

―――――――――――――― 文献 ――――――――――――――

1) Matsukawa K, Yato Y, Hynes RA, et al：Cortical bone trajectory for thoracic pedicle screws：a technical note. *J Spinal Disord Tech*, 2014, DOI：10.1097/BSD.0000000000000130

4 Salvage procedure

1 キャダバーにおけるsalvage procedureの固定性の検討

はじめに

CBT 法の利点として，低侵襲性・固定性をはじめ，刺入軌道が神経組織から遠ざかる潜在的安全性，感染椎体への応用（CBT 法の固定主座が posterior column にあるため，椎体前方要素に頼ることなく anchoring できる）などが報告されている．本項では，解剖学的椎弓根軸に沿った従来軌道と CBT が大きく異なる点に着目し，salvage procedure としての CBT 法の有用性について紹介する．

1 異なる刺入軌道によるスクリュー再挿入時の固定性[9]

従来軌道と CBT の 2 つの異なる軌道でスクリューを入れ直すことにより，スクリューの固定性がどのように変化するかを評価した．キャダバー 5 体（平均年齢 78.2 歳，全例男性）の腰椎（計 25 椎体）を対象とした．まず，同一椎体に対し，左側に CBT 法，右側に従来法でスクリューを挿入した．次に，挿入したスクリューを抜去し，今度は左側に従来法（以下，S-従来法），右側に CBT 法（以下，S-CBT 法）の異なる刺入軌道でスクリューを再挿入した．CBT 法はスクリューと同サイズまでのタップ後に 5.5 mm 径×

35 mm 長のスクリューを挿入し，従来法は 1 mm アンダーサイズのタップ後に 6.5 mm 径×40 mm 長のスクリューを挿入した．スクリューは CDH SOLERA® スパイナルシステム（Medtronic）を用い，おのおののスクリュー挿入時の最大挿入トルクを計測して比較した（図 1）[9]．その結果として，①〜③が示された．

①CBT 法は従来法の最大挿入トルクの約 1.9 倍であり，有意差を認めた（CBT 法 1.42±0.56 Nm，従来法 0.77±0.17 Nm，$P<0.01$）．

②S-従来法の最大挿入トルクは平均 0.75±0.32 Nm であり，従来法と有意差を認めなかった（$P=0.77$）．

③S-CBT 法の最大挿入トルクは平均 1.46±0.59 Nm であり，CBT 法と有意差を認めなかった（$P=0.83$）．

つまり，CBT 法は従来法に比べてスクリュー単体の固定性が高いこと，そして，従来軌道と CBT の 2 つの異なる軌道による再挿入トルクは保たれることが示された．術中にスクリューを誤挿入した際などには，刺入軌道を変更することにより，スクリューの固定性は担保されると考えられた．

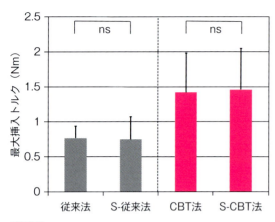

図1 ▶ 再挿入時の最大挿入トルクの比較
（文献9を改変）

従来法とS-従来法，CBT法とS-CBT法の最大挿入トルクに有意差を認めなかった．
ns：有意差なし．

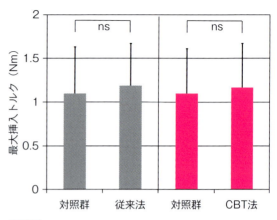

図2 ▶ 従来法とCBT法の比較

従来法，CBT法ともに対照群の最大挿入トルクと有意差を認めなかった．
ns：有意差なし．

2 Salvage procedureとしての有用性—従来法 vs CBT法

より実践的な状況を想定し，椎弓根スクリューの弛みに対するリカバリーショットとして，従来法とCBT法の有用性を比較した．キャダバー4体（平均年齢72.3歳，男性3体，女性1体）の腰椎（計20椎体）を対象とした．まず，対照群として両側に従来軌道で6.5 mm径×40 mm長の椎弓根スクリューを挿入した．次に，挿入したスクリューを抜去後，骨孔を6.5 mm径で十分にドリリングし，スクリューの弛みモデルを作製した．そして，salvage procedureとして，片側に従来法（7.5 mm径×50 mm長），対側にCBT法（5.5 mm径×35 mm長）でスクリューを再挿入した．CBT法はスクリューと同サイズまでのタップ後に，従来法は1 mmアンダーサイズのタップ後にスクリューを挿入した．スクリューはCDH SOLERA®スパイナルシステムを用い，おのおののスクリュー挿入時の最大挿入トルクを計測して比較した（図2）．その結果として，①〜③が示された．

①対照群の従来法によるスクリューの最大挿入トルクには，左右差はなかった（$P=0.78$）．
②従来法によるsalvageのスクリューの最大挿入トルクは，対照群の平均1.08倍であった（従来法1.19±0.48 Nm，対照群1.10±0.53 Nm，$P=0.34$）．
③CBT法によるsalvageのスクリューの最大挿入トルクは，対照群の平均1.07倍であった（CBT法1.17±0.50 Nm，対照群1.10±0.51 Nm，$P=0.25$）．

つまり，スクリューの弛みに対し，CBT法は細く短いスクリューを用いたにもかかわらず，太く長いスクリューを用いた従来法と同等の固定性であった．刺入軌道の変更は，スクリューの弛みに対する治療戦略の一つになり得ると考えられた．

3 コンストラクトとしての固定性

Calvertら[1]は，生理的荷重に近似した条件として，10体のキャダバー（平均年齢54歳）を用いた生体力学的検討を行い，salvage procedureとしてのCBT法の有用性を報告した．彼らは，従来法に6.5 mm径×45 mm長，CBT法に4.5 mm径×30 mm長のスクリューを用いた．まず，対照群として従来法，CBT法を用い，おのおののL3/L4の1椎間固定モデルを作製し，屈曲，伸展，側屈，回旋に対する椎体コンストラクトの制動性を計測した．次に，L3のスクリューを一度抜去し，L3椎体のスクリューの弛みモデルを作製し

た．そして，L3に対して異なる刺入軌道でスクリューを再挿入し，対照群と椎体制動性を比較した．その結果として，①〜③が示された．

①対照群の椎体制動性について，CBT法は従来法と比較し，屈曲・伸展制動性が優れ，回旋制動性が同等であり，側屈制動性が劣っていた．

②従来法に対するsalvage procedureとしてCBT法を用いた場合には，対照群の従来法の固定性と比較し，屈曲・伸展・回旋制動性は同等であった．

③CBT法に対するsalvage procedureとして従来法を用いた場合には，対照群のCBT法の固定性と比較し，すべてのモーメントに対する椎体制動性は同等であった．

つまり，椎体コンストラクトとしての固定性を考慮した場合には，従来軌道とCBTは，salvage procedureとして双方を補完し合う刺入軌道であることが示された．

4 考察

Salvage procedureは，スクリューの誤挿入時や弛み，偽関節を認めたときに考慮される．最も一般的なsalvage procedureは，スクリューサイズの変更である．Pollyら[12]は，再挿入するスクリュー径を大きくすることで固定性を向上させる工夫をしているが，問題点として，解剖学的に椎弓根径の制限を受けること，椎弓根骨折による把持力低下が危惧されること[10]，神経損傷のリスクが挙げられる．Polymethylmethacrylate（PMMA）などを用いた骨孔の強力な補強（augmentation）も報告されているが[11]，セメントの血管内漏出による肺梗塞，熱障害や脊柱管内漏出による神経損傷，再手術必要時の抜去困難などが問題となる[4,13]．また，刺入軌道の変更によるsalvage procedureについては，胸椎のextrapedicular trajectoryをはじめとして報告されてきたが[2]，今までに用いられていた刺入軌道ではsalvageする前の軌道と多くを共有してしまうため，良好な固定性を得るのに課題があった[6]．

本項では，salvage procedureとしてのCBT

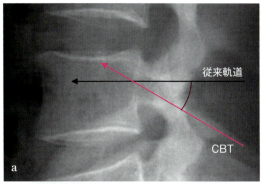

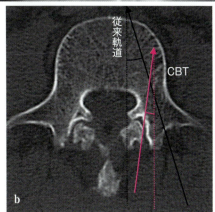

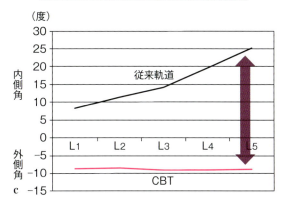

図3 ▶ 従来軌道とCBTの違い

矢状面（**a**），水平面（**b**）において，両軌道は大きく異なる．矢状面では，従来軌道に対してCBTは頭側角が25〜30度である．水平面ではCBTは外側角が8〜10度である．特に水平面での違いは下位腰椎において顕著である（**c**）．

の有用性を紹介したが，良好な固定性が得られた要因として，①〜③が挙げられる．

①従来軌道とCBTの刺入軌道は大きく異なる[8]（図3）．矢状面で比較した場合には，従来軌道が椎体終板に対してほぼ平行に向かうのに対

し，CBT は頭側角が 25～30 度である．また，水平面では，従来軌道は下位腰椎ほど内側角が大きくなるのに対し，CBT は外側角が 8～10 度であり，解剖学的に下位腰椎ほど両軌道の違いが顕著になる．

②両軌道は固定主座が異なる．従来軌道は椎弓根を主な固定主座とするのに対し[3]，CBT は関節突起間部から椎弓根下縁を中心とした刺入軌道全体の皮質骨を固定主座とする[7]．

③両軌道が交差する椎弓根部の解剖学的特徴である（図 4）．椎弓根は骨単位（osteon）の走行が等方向性であり，弾性変形が生じやすいことが報告されている[5]．これは，スクリューの挿入に伴って椎弓根が一過性に拡大するものの，スクリュー抜去後には元に戻りやすい性質に当たる．これらの背景により，双方の軌道は salvage procedure として刺入軌道を変更することで，スクリューの固定性を担保しているものと考えられた．換言すれば，salvage procedure という観点では，従来軌道と CBT は非常に相性の良い軌道である．

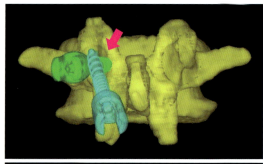

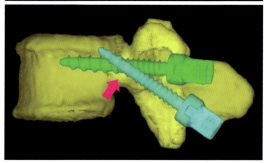

図4 ▶ 両軌道の交差部位
a：正面像，b：側面像．
従来軌道と CBT は椎弓根で交差するが，同部位は解剖学的に弾性変形しやすい特徴がある．

Viewpoint 困ったときの CBT 法

　CBT 法の特長を認識しつつも，実際にどの程度，従来法に替わって CBT 法を適用するか，これは十人十色である．当然，CBT 法の長期成績が不十分な点を嫌う術者，X 線透視による被曝を嫌う術者，従来軌道絶対派もおり，術者の選択による部分が大きい．ただし，脊椎脊髄外科医であるかぎり，salvage procedure は誰もが避けて通れない道であり，CBT 法はマスターすべき必要不可欠な新しい手技と考えている．特に，従来法によりスクリューのサイズを大きくしてサルベージしようと思っても，椎弓根や椎体の大きさなどの解剖学的制限により十分に達成されない場合には，CBT 法は有用な治療戦略の一つになる．いつの日にか，"困ったときの CBT 法" として salvage procedure のスタンダードになる時代が来るかもしれない．

文 献

1) Calvert GC, Lawrence BD, Abtahi AM, et al：Cortical screws used to rescue failed lumbar pedicle screw construct：a biomechanical analysis. *J Neurosurg Spine* **22**：166-172, 2015

2) Dvorak M, MacDonald S, Gurr KR, et al：An anatomic, radiographic, and biomechanical assessment of extrapedicular screw fixation in the thoracic spine. *Spine (Phila Pa 1976)* **18**：1689-1694, 1993

3) Hirano T, Hasegawa K, Takahashi HE, et al：Structural characteristics of the pedicle and its role in screw stability. *Spine (Phila Pa 1976)* **22**：2504-2510, 1997

4) Hu MH, Wu HT, Chang MC, et al：Polymethylmethacrylate augmentation of the pedicle screw：the cement distribution in the vertebral body. *Eur Spine J* **20**：1281-1288, 2011

5) Inceoglu S, Burghardt A, Akbay A, et al：Trabecular architecture of lumbar vertebral pedicle. *Spine (Phila Pa 1976)* **30**：1485-1490, 2005

6) Lehman RA Jr, Kuklo TR：Use of the anatomical trajectory for thoracic pedicle screw salvage after failure/violation using the straight-forward technique：a biomechanical analysis. *Spine (Phila Pa 1976)* **28**：2072-2077, 2003

7) Matsukawa K, Taguchi E, Yato Y, et al：Evaluation of the fixation strength of pedicle screws using cortical bone trajectory：what is the ideal trajectory for optimal fixation? *Spine (Phila Pa 1976)* **40**：E873-E878, 2015

8) Matsukawa K, Yato Y, Nemoto O, et al：Morphometric measurement of cortical bone trajectory for lumbar pedicle screw insertion using computed tomography. *J Spinal Disord Tech* **26**：E248-E253, 2013

9) 松川啓太朗, 谷戸祥之, 今林英明, 他：Cortical bone trajectory の術中 salvage 法としての有用性. *J Spine Res* **5**：1461-1464, 2014

10) Misenhimer GR, Peek RD, Wiltse LL, et al：Anatomic analysis of pedicle cortical and cancellous diameter as related to screw size. *Spine (Phila Pa 1976)* **21**：367-372, 1989

11) Motzkin NE, Chao EY, An KY, et al：Pull-out strength of screws from polymethylmethacrylate cement. *J Bone Joint Surg Br* **76**：320-323, 1994

12) Polly DW Jr, Orchowski JR, Ellenbogen RG：Revision pedicle screws. Bigger, longer shims—what is best? *Spine (Phila Pa 1976)* **23**：1374-1379, 1998

13) Wilkes RA, Mackinnonn JG, Thomas WG：Neurological deterioration after cement injection into a vertebral body. *J Bone Joint Surg Br* **76**：155, 1994

2 Salvage procedureの実際

症例1

　81歳，男性．第4腰椎粉砕骨折例である（図1a～c）．下肢症状はなかった．第2腰椎～第5腰椎の後方固定術後，罹患椎体に椎体形成術を行った（図1d～g）．本例は椎体形成術が不十分であったと考えられ，術後3カ月で下位のスクリューの後方逸脱が確認された（図1h）．CBT法の固定力に過信があり，基本である前方支柱再建がおろそかになった症例である．2本の下位のスクリューの軌道も，より椎体内へのより深い挿入を目標とすべきであった．再手術時には，上位2椎のスクリューは弛みがなく，そのまま使用した．圧潰が進行した第4椎体には椎体形成術を再施行し，径を大きくした（5.5 mmから6.5 mm）CBT法スクリューにて再挿入した．第5椎体はスクリュー刺入部が破壊されていたため，従来法スクリューに変更した．さらに，下位は仙椎までPES法にて固定を延長した．（図2）．再手術後2年で経過良好である．

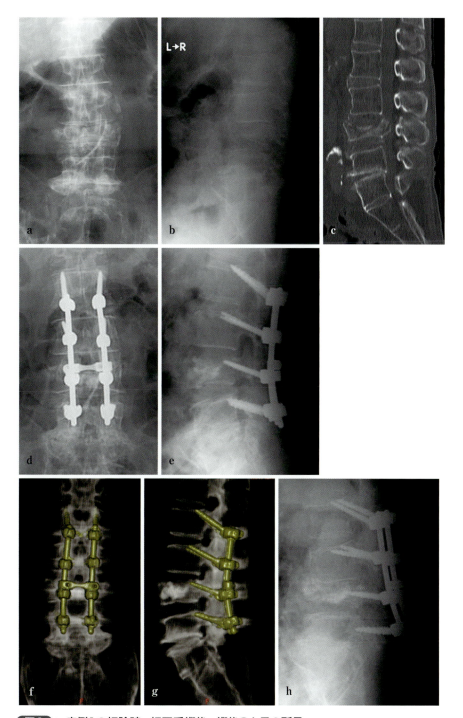

図1 ▶ 症例1の初診時・初回手術後・術後3カ月の所見

a, b：初診時の単純X線正面像（a），側面像（b）．第4腰椎粉砕骨折を認める．
c：初診時のCT．破壊された椎体は後方に突出している．
d, e：初回手術後の単純X線正面像（d），側面像（e）．
f, g：初回手術後の3D CT正面像（f），側面像（g）．
h：術後3カ月の単純X線側面像．第4, 5腰椎に挿入したCBT法スクリューが後方に脱転している．

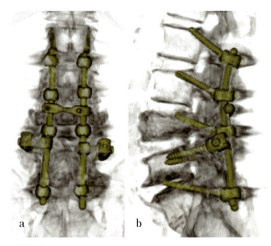

図2 ▶ 症例1の再手術後の所見
a, b：再手術後の3D CT 正面像（a），側面像（b）．

症例 2

　76歳，女性．第2腰椎偽関節による腰痛例である（図3a）．第12胸椎～第4腰椎をCBT法により固定し，第2腰椎に椎体形成術を行った（図3b, c）．術後3カ月で，すべてのスクリューに弛みと逸脱を認めた（図3d, e）．再手術では逸脱したCBT法スクリューを抜去し，従来法スクリューの挿入に変更し，中枢側と末梢側にcross trajectory法による固定を延長した（図4）．再手術後18カ月で経過良好である．

　本例の骨密度は大腿骨 0.628 g/cm^2，腰椎 0.725 g/cm^2 と年齢相応であったが，CBT法スクリューの最大挿入トルクは 0.81 N（通常約 2 N）と極端に低下していた（表1）．結果的に考えると，この時点で固定椎の延長や cross trajectory 法などの追加を考慮すべきであった．術後の画像を確認しても，CBT法スクリューは椎体内への挿入が不十分であった．現在は，荷重を分散し，スクリューに掛かるトグルを軽減するため，より長い軌道，すなわち，椎体内へのスクリューの挿入を行っている．

　本例では必ずしも理想的な軌道をとれていたわけではないが，骨密度に比較して最大挿入トルクは明らかに低下していた．骨密度だけでは評価できない骨強度の低下があり得ること，術中の最大挿入トルクの測定はそれを評価できる可能性も示唆された．

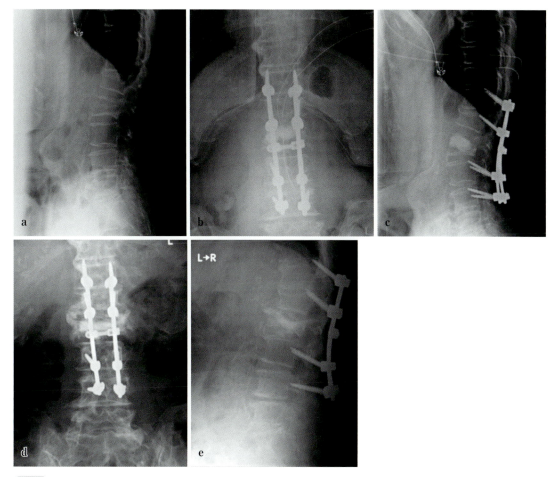

図3 ▶ 症例2の初診時・初回手術後・術後3カ月の所見
a：初診時のX線側面像．第2腰椎は偽関節で不安定性も高度である．
b, c：初回手術後の単純X線正面像（b），側面像（c）．第12胸椎〜第4腰椎はCBT法により固定し，第2腰椎は椎体形成術を行った．
d, e：術後3カ月の単純X線正面像（d），側面像（e）．椎体の圧潰は進行し，スクリューはすべて脱転している．

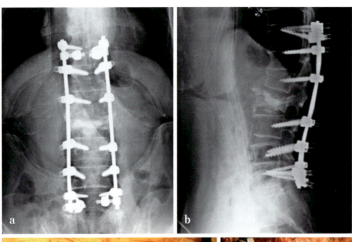
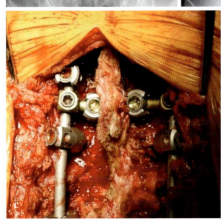
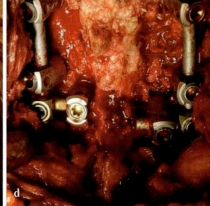
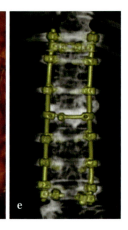

図4 ▶ 症例2の再手術後の所見

a, b：再手術後の単純X線正面像（a），側面像（b）．CBT法スクリューはすべて抜去し，従来法スクリューに変更した．
c, d：術中写真．中枢側（c）と末梢側（d）にラテラルコネクターを使用したcross trajectory法による固定を行った．
e：再手術後のCT正面像．

表1 ▶ 症例2の脊椎高位別の最大挿入トルク・骨密度

高位	径 (mm)	長 (mm)	MIT (N)	F-BMD (g/cm^2)	F-YAM (%)	L-BMD (g/cm^2)	L-YAM (%)
右T12	5.5	30	0.880	0.628	80	0.752	74
右L1	5.5	30	0.560	0.628	80	0.752	74
右L3	5.5	35	0.790	0.628	80	0.752	74
右L4	5.5	35	0.790	0.628	80	0.752	74
左T12	5.5	30	0.360	0.628	80	0.752	74
左L1	5.5	30	0.610	0.628	80	0.752	74
左L3	5.5	35	0.850	0.628	80	0.752	74
左L4	5.5	35	0.861	0.628	80	0.752	74
		平均MIT	0.810				

MIT：最大挿入トルク，F-BMD：大腿骨骨密度，F-YAM：大腿骨骨密度若年成人平均値，L-BMD：腰椎骨密度，L-YAM：腰椎骨密度若年成人平均値．

5 Cross trajectory法

1 Cross trajectory法の基礎

はじめに

　筆者らは，重症骨粗鬆症例，外傷・骨折により椎体支持性が大きく低下した症例，肥満・神経筋疾患（Parkinson病）などのスクリューの弛みが危惧される症例を対象に，従来軌道とCBTを併用したcross trajectory法を行っている[7]．最大の利点は，同一椎弓根に対して異なる軌道のスクリューを併用することで，矢状面・水平面のtriangulation効果が得られる点である[3, 10, 11]（図1）[9]．本項では，cross trajectory法の術式を紹介するとともに，その固定性について報告する．

1 Cross trajectory法の術式

　Cross trajectory法は，椎弓根の横径6 mm以上かつ縦径14 mm以上，おおむね第10胸椎以下に適用している[1]．次に腰椎に対する術式を述べる．

1）CBT法スクリューの挿入

　X線透視の使用が必須である．CBTの刺入点は，左側の椎弓根の5時（右側の7時）の位置とする[8]．側面像では，椎弓根下縁に沿った軌道とするが，これは，CBT法スクリューが皮質骨と接触して良好な固定性を得るためにも，椎弓根頭側に従来軌道のスペースを確保するためにも重要である[5]．挿入方向は，頭側角25〜30度，外側角8〜10度を目安とする．刺入部・椎弓根の骨折を回避するため，スクリューと同径のサイズまでのタップを行い，スクリューを挿入する．筆者らは，5.5 mm径×35〜40 mm長のスクリューを用いることが多い．

2）従来法スクリューの挿入

　解剖学的椎弓根軸に沿った軌道とするが，ポイントは椎弓根上縁に接する軌道とすることである．椎体終板直下にスクリューが設置されることで，良好な固定性が得られる[4]．主に5.5 mm径×40〜45 mm長のスクリューを使用している．

3）ロッドとの締結

　従来法・CBT法スクリューを別々に連結した両側4本のロッドによるコンストラクトが強固で簡便であり，特に過大な負荷が掛かる腰仙椎移行部で有用である．また，オフセットコネクターを用いることにより，両側2本のロッドで締結することも可能である（図2）[9]．

2 有限要素解析によるcross trajectory法の固定性の検討

　骨粗鬆症30例（男性11例，女性19例，平均年齢77.3±7.4歳）を対象に第4腰椎の有限要素

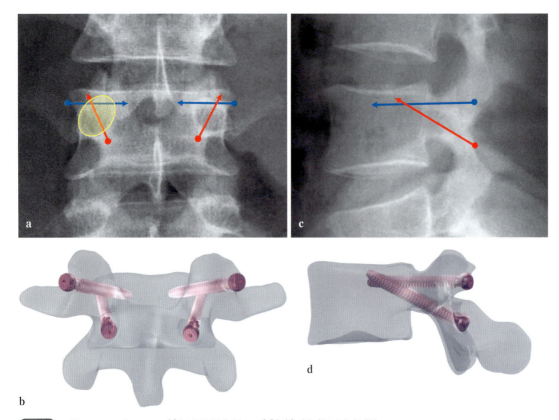

図1 ▶ **Cross trajectory 法によるスクリュー挿入法**（文献9より転載）
a：X線正面像，b：後方正面からの模式図，c：X線側面像，d：側面からの模式図．
CBTは椎弓根下縁に沿った軌道（赤矢印）とし，従来軌道は椎弓根上縁に沿った軌道（青矢印）とする．
椎体内で multiple point fixation が得られることにより，良好な固定性を発揮する．

モデルを作製した[6]．おのおの3種の挿入法でスクリューを設置し，cross trajectory 法｛従来軌道（5.5 mm 径×40 mm 長）と CBT（5.5 mm 径×35 mm 長）のスクリューを併用，図3[7]｝の固定性について，従来法（7.5 mm 径×40 mm 長）および CBT 法（5.5 mm 径×35 mm 長）と比較した．

Cross trajectory 法の固定性は，従来法に比べ，屈曲・伸展制動性が約4.0倍，側屈制動性が約2.0倍，回旋制動性が約1.5倍であった（$P<0.01$）．また，CBT法に比べ，屈曲・伸展制動性が約3.5倍，側屈制動性が約3.0倍，回旋制動性が約2.8倍であった（$P<0.01$）．（図4）．

3 考察

Cross trajectory 法は優れた固定性が得られることから，矯正損失の予防や固定範囲の短縮などが期待できる．本法は，オフセットコネクターを用いることによりCBT法に適宜追加可能であり，スクリューの固定性を増強する新しい補強法として有用と考える．特に，多椎間固定時には最頭側・最尾側のスクリューが弛みやすいことが報告されており[2]，最頭側・最尾側椎に対して選択的に cross trajectory 法を適応するのも一案である．

ただし，注意点としては，"ただ単に1つの椎弓根に対して2本のスクリューを挿入"すれば良いのではなく，おのおのの軌道のスクリューが最大限の固定性を発揮する刺入点・軌道を選択することが重要である．つまり，初めから"2本のス

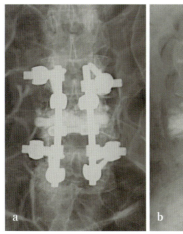
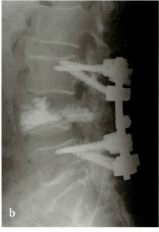

図2 ▶ 骨粗鬆症性椎体骨折に対する cross trajectory 法
（文献9より転載）
a：X線正面像，b：X線側面像．
78歳，男性．L4椎体の骨粗鬆症性椎体骨折後偽関節に対し，cross trajectory 法を用いた short fixation を行った．従来法スクリューにオフセットコネクターを接続し，両側2本のロッドで締結した．

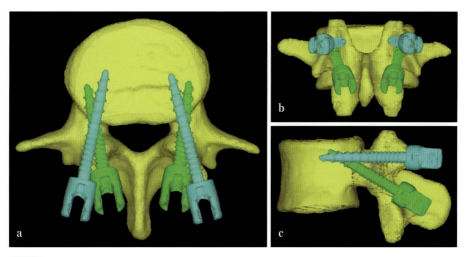

図3 ▶ Cross trajectory 法による有限要素モデル（文献7を改変）
a：水平像，b：正面像，c：側面像．
従来軌道には5.5 mm 径×40 mm 長，CBT には5.5 mm 径×35 mm 長のスクリューを使用している．

クリュー挿入ありき"で，"固定性を妥協した軌道の選択"になっては意味がない．筆者らは，あくまで最大限の固定性が得られるような軌道でCBT法スクリューを挿入し，それでも固定性が不十分な場合（挿入トルクが低い場合）に限り，cross trajectory 法を適用している．CBT法は皮質骨の豊富な関節突起間部を刺入点とし，椎弓根下縁に沿った軌道をとることで良好な固定性を発揮するが[5]，この刺入軌道は，"皮質骨と最大限に接触するため"にも，"従来軌道で挿入する

5. Cross trajectory 法 | 117

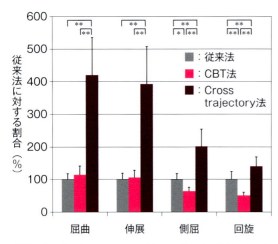

図4 ▶ 各種モーメントに対する椎体制動性の比較

Cross trajectory法の固定性は，従来法に比べ，屈曲・伸展制動性が約4.0倍，側屈制動性が約2.0倍，回旋制動性が約1.5倍であった．また，CBT法に比べ，屈曲・伸展制動性が約3.5倍，側屈制動性が約3.0倍，回旋制動性が約2.8倍であった．＊：$P<0.05$，＊＊：$P<0.01$．

スペースを椎弓根頭側にあらかじめとっておくため"にも重要である．そして，従来法スクリューは，CBT法スクリューと接触しないよう，ある程度の自由度をもって挿入可能となるが，椎弓根上縁に沿った軌道がベストと考える．これは，次の4点において有用である．

① 当該高位で分岐する神経根に対する安全性
② 両軌道のスクリューヘッドが離れることにより，ロッドとの締結が容易になる点
③ 双方の軌道が干渉した場合にも，より長いスクリューを選択可能な点
④ 従来軌道が椎体終板近位を通過することにより良好な固定性を期待できる点[4]

さらに，異なる軌道のスクリューを両側4本のロッドではなく，両側2本のロッドで締結可能なことは，死腔の縮小，感染予防，移植母床の獲得の点で有利といえる．

懸念点としては，医療経済的問題が挙げられるが，インプラント損傷（implant failure）に伴った再手術を予防できることは，術者にとっても患者にとっても大きな利点である．今までは，スクリューの固定性が悪い場合には，固定範囲の延長を余儀なくされる症例も少なくなかった．本法は，今日の超高齢社会で増加が予想される重症骨粗鬆症例に対し，有用な治療戦略の一つになると期待している．

文献

1) Cinotti G, Gumina S, Ripani M, et al：Pedicle instrumentation in the thoracic spine：a morphometric and cadaveric study for placement of screws. Spine (Phila Pa 1976) **24**：114-119, 1999
2) DeWald CJ, Stanley T：Instrumentation-related complications of multilevel fusions for adult deformity patients over age 65：surgical considerations and treatment options in patients with poor bone quality. Spine (Phila Pa 1976) **31**：S144-S151, 2006
3) Jiang L, Arlet V, Beckman L, et al：Double pedicle screw instrumentation in the osteoporotic spine. J Spinal Disord Tech **20**：430-435, 2007
4) Lehman RA, Polly DW, Kuklo TR, et al：Straight-forward versus anatomic trajectory technique of thoracic pedicle screw fixation：a biomechanical analysis. Spine (Phila Pa 1976) **28**：2058-2065, 2003
5) Matsukawa K, Taguchi E, Yato Y, et al：Evaluation of the fixation strength of pedicle screws using cortical bone trajectory：what is the ideal trajectory for optimal fixation? Spine (Phila Pa 1976) **40**：E873-E878, 2015
6) Matsukawa K, Yato Y, Imabayashi H, et al：Biomechanical evaluation of fixation strength of lumbar pedicle screw using cortical bone trajectory：a finite element study. J Neurosurg Spine **23**：471-478, 2015
7) Matsukawa K, Yato Y, Imabayashi H, et al：Biomechanical evaluation of cross trajectory technique for pedicle screw insertion：combined use of traditional trajectory and cortical bone trajectory. Orthop Surg **7**：317-323, 2015
8) Matsukawa K, Yato Y, Nemoto O, et al：Morphometric measurement of cortical bone trajectory for lumbar pedicle screw insertion using computed tomography. J Spinal Disord Tech **26**：E248-E253, 2013
9) 松川啓太朗：PPSとCBTスクリューの連結のコツと工夫．日本MISt研究会監：MISt手技における経皮的椎弓根スクリュー法—基礎と臨床応用．三輪書店，2015，pp69-72
10) Rodriguez A, Neal MT, Liu A, et al：Novel placement of cortical bone trajectory screws in previously instrumented pedicles for adjacent-segment lumbar disease using CT image-guided navigation. Neurosurg Focus **36** (3)：E9, 2014
11) Ueno M, Imura T, Inoue G, et al：Posterior corrective fusion using a double-trajectory technique (cortical bone trajectory combined with traditional trajectory) for degenerative lumbar scoliosis with osteoporosis. J Neurosurg Spine **19**：600-607, 2014

2 Cross trajectory法の応用

Cross trajectory法は，骨強度の低下例やサルベージ手術（p105の3章4を参照）などに有効である．さらに，その強固な固定力を利用し，固定椎間数を減らすことにも有用と考えている．固定椎間数を減らせれば，隣接椎間障害の予防にも効果的である．また，従来法では，固定上位端でのバックアウト予防のため，フックシステムの併用や椎弓下ワイヤー（sublaminar wiring）の追加も行われてきた．一方，CBT法はもともとバックアウトの予防効果があるが，cross trajectory法は，さらに固定力が強固であり，引き抜き，回旋力などに強い術式である．本項では臨床現場でのcross trajectoryの応用を紹介する．

症例1

47歳，男性．第10/11胸椎後縦靱帯骨化症例である（図1a〜d）．歩行障害が主訴で，膀胱直腸障害を併発していた．下肢の徒手筋力テスト（MMT）は3以下に低下していた．第8・9胸椎にはCBT法スクリューを挿入し，第12胸椎にはcross trajectory法を行った（図1e〜j）．第10・11胸椎には椎弓切除を行ったが，麻痺の改善は得られなかった．二期的に前方除圧固定術を追加した（図1e〜h）．術後に麻痺が速やかに改善し，独立歩行が可能となった．

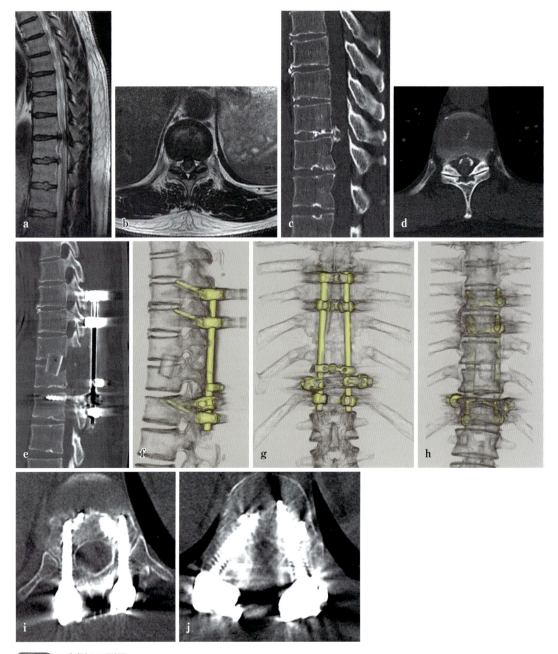

図1 ▶ 症例1の所見

a, b：MRI T2強調矢状断像（a），水平断像（b）．第10/11胸椎間で前方からの圧迫が高度である．
c, d：CT矢状断像（c），水平断像（d）．第10/11胸椎間で骨棘型の後縦靱帯骨化を認める．
e〜h：術後のCT矢状断像（e），3D CT側面像（f），後前像（g），前後像（h）．後方除圧固定術と前方除圧固定術を行った．
i, j：術後CTの第12胸椎水平断像．CBT法と従来法のスクリューが挿入されている．

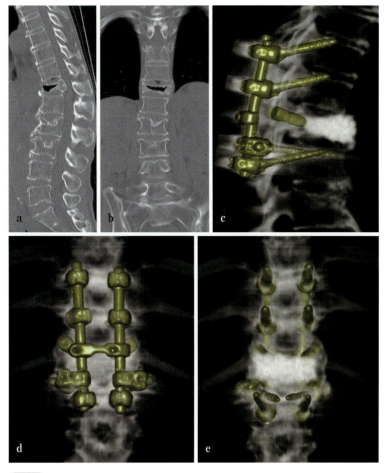

図2 ▶ 症例2の所見

a, b：術前CT矢状断像（a），冠状断像（b）．第12胸椎に偽関節を認め，椎体の後方突出もみられる．
c~e：術後3D CT矢状断像（c），後前像（d），前後像（e）．局所後弯は残存しているが，固定力は強固に得られた．

症例2

74歳，女性．第12胸椎偽関節による腰痛例である（図2a, b）．第10・11胸椎にはCBT法スクリューを挿入し，罹患椎体には椎体形成術を施行した．第1腰椎にはcross trajectoryを用いて固定した．（図2c~e）．

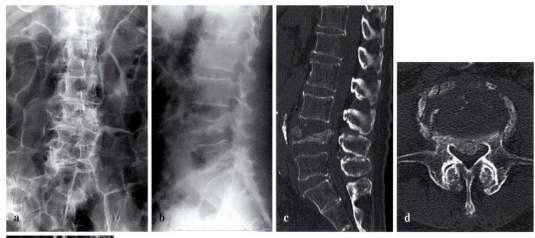

図3 ▶ **症例3の術前所見**(a, c, eは文献1より転載)
a, b：術前X線正面像(a)，側面像(b)．第4腰椎は圧潰している．
c, d：術前CT矢状断像(c)，水平断像(d)．第4腰椎の圧潰は高度であり，後方突出も認める．
e, f：術前MRI T2強調矢状断像(e)，水平断像(f)．

症例3

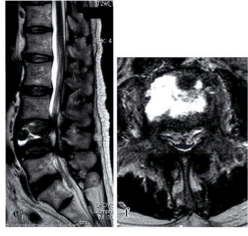

前項でも紹介した症例である．78歳，男性．第4腰椎の骨粗鬆症性椎体骨折後偽関節に対し，cross trajectory法を用いて固定した(図3, 4)[1]．

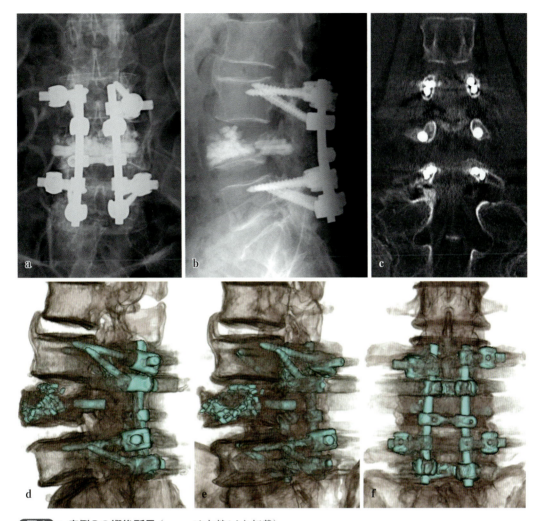

図4 ▶ 症例3の術後所見（a〜cは文献1より転載）

a, b：術後X線正面像（a），側面像（b）．第4腰椎に椎体形成術を行い，上下椎に cross trajectory 法による固定を行った．
c〜f：術後CT冠状断像（c），3D CT 側面像（d, e），後前像（f）．1つの椎弓根に2本のスクリューが挿入されていることがよくわかる．

Viewpoint Cross trajectory 法の適応高位

筆者らは cross trajectory を下位胸椎（T10）〜腰椎に行っている．上位〜中位胸椎では CBT 法の軌道と従来法の軌道が近接してくるため，困難と考えている．椎弓根の形態には個人差があり，本法の適応は術前 3D CT の検討が必要である．一般的に下位胸椎〜第3腰椎の高位において椎弓根は縦に長い形態をとるため，cross trajectory 法では比較的容易に挿入できる．第5腰椎では椎弓根は横に広い形態をとることが多く，挿入が困難なことがあり得る．

文献

1) 松川啓太朗：PPS と CBT スクリューの連結のコツと工夫．日本 MISt 研究会監：MISt 手技における経皮的椎弓根スクリュー法—基礎と臨床応用．三輪書店，2015, pp69-72

欧文索引

太字：主要頁

【数字】

3D CT, 術後　97, 99, 104, 111, 112, 120, 121, 123
3D CT, 術前　46
3D CT 再構成画像　61
3-step プロービング　50
4 点支持固定台　46

【A】

alar スクリュー　104
anaplastic oligodendroglioma　96
anatomical trajectory　92
augmentation　107
axial test　8

【B】

bend test　8
bicortical purchase　84
BMD　114
bone channel　94
bone morphogenetic protein（BMP）　4

【C】

C-arm　47, 85
CDH SOLERA® スパイナルシステム　12, 18, 25, 37, 74, 92, 105, 106
CK　64, 65
compression force　10, 30, 57-59
conical　16
correction loss　98
cortical bone contact　22
cortical bone trajectory（CBT）　2, 26, 29
──の形態学的検討　2
──法　40
──法 PLIF　59, 60, 63, 66, 72
──法 PS　60, 68, 72
──法スクリュー形状　16
──法スクリューサイズ　9, 39
──法スクリュー挿入　21, 115
──法の軌道　9
──法の固定性　7, 11, 25
──法の適応　40
──，困ったときの　108

【D】

cross trajectory 法　97, 112, **115**, **119**, 123
CRP　64
CT　46, 50, 51, 63
CT myelography　99
CT 値　7
CT 傍矢状断像　85
CT を用いた形態学的検討　2, 85
cyclic load　7
cylindrical　16
cyst sign　65, 71

【D】

diffuse cyst　68
── sign　66, 67
digital imaging and communications in medicine viewer（DICOM viewer）　63
direct lateral interbody fusion（DLIF）　8, 69
distraction　53
DXA　**7**, 18, 21, 26, 29, 32
DXA T スコア　65

【E】

extrapedicular trajectory　92
extreme lateral interbody fusion（XLIF®）　40, 101-104
──ケージ　71

【F】

F-BMD　114
functional motion unit　39
F-YAM　114

【H】

Hounsfield 単位　5, 7, 25
hubbing　80
Hynes らの軌道　4
Hynes らの原法に近い軌道　18
Hynes らの手術手技書　2

【I】

iliac screw　87
implant failure　118
intact disc　8

【J・K】

Japanese Orthopaedic Association score（JOA スコア）　63, 65-67, 72
JOA Back Pain Evaluation Qestionnaire（JOABPEQ）　63-67, 72

Kirschner 鋼線（K-wire）　50

【L】

L1～L4　62
L4/L5 PLIF　23
L5　60-62, 78, 85
lateral interbody fusion（LIF）　4
L-BMD　114
LDH　74, 78
local cyst　68
lumbar lateral intercbody fusion（LLIF）　100
L-YAM　114

【M】

Matrix5.5　52-55
MATRIX Spine System　74
mechanical stress　74
micro motion　59
middle column　4, 22, 91
MMT　119
multiple point fixation　116

【O】

oblique lateral interbody fusion（OLIF）　103
osteon　108

【P】

Parkinson 病　115
Pathria 分類　75
pedicle map　5
PEEK 製ケージ　59
penetrating S1 endplate screw（PES）法　**84**, 110, 104
──が生まれるまで　89
──の固定性の検討　87

percutaneous pedicle screw (PPS)
法　22, 76, 78
pivot point　89
polymethylmethacrylate (PMMA)
107
pop-on system　53
posterior column　4, 105
posterior lumbar interbody fusion
(PLIF)　4, 11, 58, 101, 104
——, CBT 法　60, 63, 66, 72

【R】

Roy-Camille 法　26

【S】

S1 神経孔　85
S2 alar iliac (S2AI) スクリュー
87, 89
S2 alar スクリュー　87, 89
salvage procedure　105, 110
short fixation　104, 117

stiff zone　8
straight-forward trajectory　92
sublaminar wiring　119
superior segment facet joint
violation (FJV)　74

【T】

T9　96
T10　123
T12　92
thin-section CT　68
total facetectomy　63
transforaminal lumbar interbody
fusion (TLIF)　8
——ケージ　68
transpedicular trajectory　22
triangulation 効果　89, 94, 115
tricortical fixation　87
tricortical purchase　84

【V】

visual analog scale (VAS), 腰痛
63, 65–67, 72

【W】

WBC 数　64
Weinstein 法　12, 26, 32

【X・Y】

X 線正面像, 正確な　46
X 線側面像, 正確な　46
X 線透視　5, 22, 46, 50, **52**, 60, 85,
86, 94
——正面像　50, 52, 53, 56
——積算時間　47
——装置の刺入角　46
——側面像　52
——, 側面　22, 62, 85

YAM　114

和文索引

太字：主要頁

【あ】

圧潰　110, 113, 122
アライメント　63, 98
アンダーサイズタップ　**15**, 50, 57, 87, 92, 94

【い】

医原性関節包損傷　74
移植骨　49, 63
移植母床　118
インプラント損傷　118

【う・え】

ウェアラブルディスプレイ　47
打ち上げ角　62

エアドリル　47, **50**, 52, 85, 87

【お】

凹側の椎弓根　100
横突起　12, 61, 92
横突起下縁　2, 50, 91
横突起基部　93
応力　16, 30, 69, 72
応力分散　8
応力, 降伏　25
応力, 相当　38, 41, 68
大型ケージ　71, 72
大型横置き　71, 72
オフセットコネクター　87, 115, 116
オール　61

【か】

下位胸椎　92, 123
外傷　100
下位スクリュー　110
回旋　33, 61
回旋制動性　34, 38, 40, 107, 116
回旋椎体　100
回旋負荷　8
回旋モーメント　38
回旋力　119
外側逸脱　56, 58
外側角　2, 4, 5, 12, 21, 33, **50**, 52, 55, 57, 58, 62, 75, 107, 108

外側軌道　26, 29
外側展開　60
外側平行軌道　26
外側方向　33, 34
回転中心　89
外頭側軌道　26, 29
外尾側軌道　26
解剖学的軌道　92
解剖学的椎弓根軸　105
解剖学的ランドマーク　5
海綿骨　15, 60, 61, 84, 89
海綿骨スレッド　16
海綿骨タップ　62
下位腰椎　2, 39, 61, 62, 78, 107, 108
下関節切除　63
下関節突起　78, 85
下肢痛　101
荷重分散　8, 22, 39, 58, 59, 69
荷重変位曲線　26, 33
画像評価　65, 66, 71
可動角度　21
化膿性脊椎炎　58
患者立脚評価指標　72
関心領域　25
関節突起間部　5, 29, 91, 108
　　——外縁　2, 5, 39, 61
関節突起切除　62, 63
関節包損傷　74
感染椎体　58, 105
感染予防　118
カンチレバー　94

【き】

機械的ストレス　74
偽関節　107, 112
軌道径　2, 91
軌道長　2, 85, 92
機能的運動単位　39
キャダバー　7, 10, 25, 37, 92, **105**
強斜位　60
矯正固定術　58
矯正損失　7, 98, 116
胸椎, 下位　92, 123
胸椎, 第10　115
胸椎, 第12　47
胸椎, 中下位　96
胸椎CBT法　91, 96

——の形態学的検討　91
——の固定性の検討　92
——のタップサイズ　94
胸椎偽関節　121
胸椎後縦靱帯骨化　119
胸椎椎弓根スクリュー　92
胸椎用プローブ　53
胸腰移行部　99
局所後弯　98, 121
局所骨　4, 63
局所前弯　63
棘突起　46, 49, 61, 63
棘突起縦割進入法　11, 49, 74
筋圧排　72, 86
筋間進入法　76
筋挫滅　100
筋損傷　49, 60, 65
筋剥離　72, 100
筋膜　49

【く】

屈曲　33
屈曲制動性　34, 40, 107, 116
屈曲負荷　8
屈曲モーメント　38
繰り返し荷重　7, 16, 38, 39
クロスコネクター　38

【け】

経椎間孔的腰椎椎体間固定術　8
頚椎用プローブ　53
経皮的椎弓根スクリュー　47
　　——法　22, 76
ケージ　58, 70, 87
ケージサイズ　69
ケージ周囲嚢胞　65, 68
ケージ周囲負荷　69
血管群　94
血管損傷　86
限局型嚢胞　65, 68

【こ】

後屈　68
抗結核薬　58
高度椎間関節変性　78
高度変性　5
広範型嚢胞　66, 68, **69**, 71, 72

後方経路腰椎椎体間固定術　4
後方支持組織　58
後方突出　122
後方への引き抜き力　99, 100
高齢者　5, 78, 100, 103
小型ケージ　71
小型縦置き　71, 72
骨強度　119
骨棘形成　78
骨形成蛋白質　4
骨欠損　61
骨孔拡大　50, 53, 78
骨孔サイズ　15
骨孔作製　50, 58, 85, 79
骨孔長　79, 86
骨孔破壊　57
骨親和性　59
骨性除圧線　11, 39
骨粗鬆症　7, 60, 69, 115
　　——キャダバー　37
　　——高齢者　5
　　——性椎体骨折　74
　　——性椎体骨折後偽関節　117, 122
　　——性変化　15, 89
　　——, 重症　115, 118
骨単位　108
骨内スクリュー長　18, 62
骨片　98
骨密度　13, 15, 21, 33, 38, 58, 87, 93, 112
骨密度若年成人平均値　114
骨密度の高い椎体辺縁部　39
骨密度の違いによる引き抜き強度　34
骨密度, 全腰椎　28
骨密度, 第4腰椎　28
骨密度, 大腿骨　114
骨密度, 大腿骨頚部　13, 19-21, 28, 29, 34
骨密度, 仙椎　89
骨嚢胞　59
骨癒合　4, **60**, 66, 72, 68
骨癒合遅延　60
骨癒合率　59, 69
固定下位椎　30
固定主座　38, 40, 105, 108
固定上位端　99, 100, 119
固定性　18, 22
固定性, CBT法の　7, 11, 25
固定性, 初期　8
固定性, 生体内の　11

固定性, 単体スクリューの　94
固定性, 長期　8, 9
固定性, 椎体コンストラクトの　8, 9
固定前弯角　66
固定椎延長　112
固定椎間数　119
固定椎体高　66
固定範囲延長　118
固定範囲短縮　116
コンストラクト　33, 38, 68, 72, 106
　　——, 仙椎　89
　　——, 椎体　8, 9

【さ】

最終締結　53
再手術　5, 118
再手術必要時の抜去困難　107
最小侵襲手術　5, 30
最小ひずみ　68
再挿入トルク　105
最大挿入トルク　13, 18, 87, 92, 105, 106, 112
　　——の変化　88
最大負荷量　33
最頭側挿入高位　74, 78
最頭側椎　116
最尾側椎　116
サウンダー　86
サルベージ手術　94, 119

【し】

死腔　118
矢状面配列　86
至適CBTスクリュー挿入法　21
至適軌道, 良好な固定性を得るための　18
刺入軌道　2, 39, 107
　　——による椎弓根スクリューの引き抜き強度　25
　　——, 異なる　105
刺入経路作製　62
刺入孔　61, 62
刺入深度　39, 59, 79, 80
刺入点　21, **61**, 62, 78, 79, **85**, 91, 93, 94
刺入点位置　2
刺入点決定　50, 56, 85
刺入点作製　50
刺入点同定困難　61
刺入点破壊　49, 50, 52, 56
刺入点, PPS　76

刺入点, 仙椎　84
刺入点, 不適切な　56
刺入部骨棘形成　61
刺入部骨折　15, 39, 93, 115
刺入部椎弓とスクリューヘッドの距離　78
刺入部破壊　110
刺入部皮質骨　93
ジャイロセンサー　47
社会生活障害　64
若年者　78
重回帰分析　20
重症骨粗鬆症　115, 118
従来軌道　5, 29, 76, 107
従来群　13
従来法　8, 38-40, 59, 60, 72, 89, 92, 93, 104, **106**, 107, 116, 119
従来法PLIF　63, 66, 67, 70
従来法刺入点　86
従来法スクリュー　7, 11, 63, 68, 69, 72, 105, 110, 112, **115**
従来法スクリュー長　58, 87
従来法とCBT法の固定性の比較　32
従来法の椎間関節干渉　80
従来法の引き抜き強度　37
従来法の補強　99
手技習熟　78
手術経験　78
手術時間　63, 65
出血量　64, 65
術後CTでのスクリュー軌道　51
術後骨嚢胞形成　59
術後痛　100
術後低侵襲性評価　63
術前CT　50, 63, 85
術前計画　85
術前準備　46
術中マーキング　52
術野　78
除圧　50, 53, 57, 85, 98
除圧線　11, 39
上位神経根　56
　　——損傷　16
上位スクリュー　86
上位椎体の下関節突起下端が尾側に位置する症例　61
上位腰椎　63, 78
上位隣接椎間関節　21, 56, 57
　　——干渉　30, 49, 50, 61, **74**, 80
　　——変性　75, 78, 79
上関節突起　60, 61

和文索引　|　**127**

——外側 12, 91
——中央線 2, 50, 85
小切開 62
神経血管群 84
神経血管損傷 89, 93
神経根 56, 118
神経根損傷 21, 61
神経除圧 11
神経損傷 92, 94, 105, 107
伸展 33
伸展位 CT 79
伸展制動性 34, 40, 107, 116
伸展負荷 8
伸展モーメント 38
進入法 78
シンプル 94
心理的障害 64

【す】

垂直軌道 26
スクリュー, CBT 法 **16**, 21, **39**, 60, 68, 72, **115**
スクリュー, S2 alar 87, 89
スクリュー, S2 alar iliac（S2AI） 87, 89
スクリュー, 下位 110
スクリュー, 従来法 37, 87, 110, 112, **115**
スクリュー, 上位 86
スクリュー, 側方連結 78
スクリュー, 単体 94
スクリュー, 腸骨 87
スクリュー, 椎弓根 7, 32, **60**, 74, 92
スクリュー, 頭側 62, 79
スクリュー, 長い 118
スクリュー, 細く短い 5, 7, 13
スクリュー, 短い 69
スクリュー逸脱 21, 53, 112
スクリュー逸脱率 58
スクリュー外側逸脱 57
スクリュー軌道 56
スクリュー径 6, **15**, 16, **39**, 52, 107
スクリュー形状 16
スクリュー後方逸脱 110
スクリュー誤挿入 105, 107
スクリューサイズ 9, **39**, 63, 107, 108
スクリュー再挿入時の固定性 105
スクリュー刺入位置 75
スクリュー刺入軌道 26
スクリュースレッド 2, 75

スクリュー制動性, 多方向荷重の 33, **34**
スクリュー折損 16
スクリュー設置 27
スクリュー挿入 53, 56, 86
スクリュー単体の固定性 7, 105
スクリュー中心と椎弓根下縁の距離 18
スクリュー中心と椎弓根内縁の距離 18
スクリュー長 **15**, **39**, 52, 69, 79, 86, 87, 89, 94
——軸方向の引き抜き強度 37
——軸以外の方向への制動性 38
——, 従来法 58, 87
——, 椎体内 18, 20, 22
スクリュー椎体内刺入深度 59
スクリュー内側逸脱 56
スクリューネック 53
スクリューヘッド 8, 21, 30, 57, 58, 62, 74, 75, 86, 87, 93, 118
——サイズ 79
——を浮かせる理由 80
スプレッダー 53
スレッド 16

【せ】

成績不良例 66
正中型腰椎椎間板ヘルニア 60
正中進入法 76
正中切開 85
整復 53, 98
生理的荷重 16, 39, 106
生理的負荷 7
脊髄神経後枝内側枝 60
脊柱管狭窄 63, 98
脊柱管穿破 61
脊柱管内腫瘍 96
脊柱管内漏出 107
脊柱側弯 102
脊椎すべり 101
脊椎分離症 40, 59
脊椎変性 56, 58, 59
——側弯 74, **100**, 101, 103
接触面積, 骨・スクリュースレッド間 8
節点数 25
セメント血管内漏出 107
線維輪破綻 60
前屈 68
前屈モーメント負荷 69
仙骨体外側部 89

仙骨体部 89
仙骨翼部 89
仙椎 CBT 法 **84**, 94
仙椎近位部 84
仙椎後方隅角 85
仙椎コンストラクト 89
仙椎刺入点 84
仙椎終板 84-87, 89
仙椎前後径 84, 85
前方圧迫 120
前方固定術 58
前方支柱荷重分散 69
前方支柱荷重分担 72
前方支柱再建 4, 58, 110
前方除圧固定術 119
前方皮質骨 84
全腰椎骨密度 28
前弯 85, 101-103

【そ】

造影 MRI 96
挿入高位 79
挿入トルク 11, 12, **19**, 20, 92, 117
挿入方向 2, 50, **61**, 85, 91, 94
側方経路腰椎椎体間固定 4
側方連結スクリュー 78
側面 X 線透視 62, 85
側屈 33, 68
側屈制動性 34, 38, 40, 69, 72, 107, 116
側屈負荷 8, 68
側屈モーメント 38
——負荷 69
ソリッド数 25

【た】

第 1 腰椎 47
第 3 腰椎 47, 123
第 4 腰椎 25, 28
第 5 腰椎 123
第 10 胸椎 115
第 12 胸椎 47
体位 46
退形成性乏突起星細胞腫 96
大血管 91
大腿骨頚部骨密度 13, 19-21, 28, 29, 34
大腿骨骨密度 114
大腿骨骨密度若年成人平均値 114
ダイヤモンドバー 61
多重ロジスティック回帰分析 59, 75

多椎間固定　**100**, 116
タップ　78
タップサイズ　15
多方向荷重　33, **34**
単回帰分析　75
弾性変形　108
単体スクリュー　94
単椎間 PLIF　65
単椎間固定　49, 58, 63

【ち】

チタン製ケージ　59
中下位胸椎　96
長期固定性　8
腸骨　78
腸骨スクリュー　87
直視下手術　22, 78
治療成績評価，術後 2 年の　65
治療成績評価，中期　65

【つ】

椎間可動域　68
椎間関節　62, 76, 78
　——温存　38, 98
　——外縁　85
　——下縁と刺入点の距離　75, 78
　——干渉　75, 76, 78
　——骨棘　56
　——障害　76
　——切除　11, 96
　——掻爬　98
　——展開　60
　——破壊　99
　——肥厚　21, 29, 78
　——変性　78
椎間ケージ　69, 71, 72
椎間孔逸脱　61, 62
椎間孔狭窄　11
椎間スペーサー　68
椎間操作　53
椎間板腔　10, 86, 89, 93
椎間板症　78
椎間板操作　49
椎間板変性　16, 61
　——疾患　78
椎弓　21, 40, 62, 78, 80, 93
椎弓横径　61
椎弓外縁　50, 56
椎弓下ワイヤー　119
椎弓峡部　49, 50, 52
椎弓狭部　61
椎弓傾斜　50

椎弓根　2, 21, 38, 46, 50, 61, 62,
　　91-94, 96, 100, 108, 123
椎弓根横径　19, 61, 115
椎弓根外頭側　5
椎弓根下縁　29, 50, 53, 108
　——に沿った軌道　21, 115, 116
椎弓根径　38, 61
椎弓根形態　5
椎弓根骨折　6, 15, 21, 56, 107, 115
椎弓根サイズ　46
椎弓根軸　5, 78
椎弓根軸に沿った軌道　2, 115
椎弓根縦径　78, 115
椎弓根上縁に沿った軌道　115, 116
椎弓根スクリュー　7, 32, 60, 74, 92
椎弓根内縁　85
椎弓根内尾側　5
椎弓根皮質外径　6
椎弓根皮質内径　6
椎弓根不全骨折　64
椎弓根プローブ　62
椎弓水平化　78, 79
椎弓切除　63, 96, 119
椎弓前後径　61
椎弓とスクリューヘッドの距離　75
椎弓内スクリュー長　19-21
椎体　62, 92, 93
椎体外逸脱　61
椎体回旋　46, 58
椎体外側穿破　16
椎体荷重分散性　8, 22, 39, 58, 59,
　　69
椎体間ケージ　38, 89
椎体間固定　63
椎体間への compression force
　　10, 79
椎体傾斜角　46
椎体形成術　104, 110, 112, 121
椎体後方突出　111, 121
椎体後方要素の変性　78
椎体骨棘　21, 29
椎体骨密度分布　29
椎体固定角　66
椎体コンストラクト　8, 9
椎体支持性　115
椎体支持面積　70
椎体矢状面　85, 91, 93, 94
椎体終板　21, 30, 50, 53, 59, 68,
　　91, 93, 94, 107, 118
　——穿破　16
　——適合性　59
椎体上縁　46

椎体すべり　78
椎体制動性　33, 34, 39, 40, 107
椎体制動力　69
椎体前後径　59
椎体前壁　39
椎体前方支持面積　69, 72
椎体前方支持力　69
椎体前方すべり　75, 78
椎体前方に向かう軌道　18
椎体前方要素　105
椎体相当応力分布　38, 41
椎体内スクリュー長　18, 20, 22
椎体皮質　16
椎体辺縁部　5, 29, 39
椎体，正常　40

【て】

低骨密度　58
低侵襲性　22
適応　60
適応高位　91
展開　22, 30, **49**, 63, 74, **85**, 89, 100
展開，外側　60

【と】

同サイズタップ　12, 15, 50, 57,
　　92, 94, 115
頭側角　4, 5, 11, 19-21, 33, 50, 55,
　　57, 58, 62, 75, 85, 92, 107, 108
頭側スクリュー　62, 79
頭側方向　33, 34
頭側ロッド長　75
疼痛関連障害　64
頭尾側方向の制動性　38
トグル　112
トグルテスト　7, 8
徒手筋力テスト　119
トラウマ用ドリル　62
トランスバースコネクター　30,
　　57, 100
トルク計　12

【な】

内外側方向の制動性　38
内側逸脱　58
内側角　108
内側方向　33, 34
ナビゲーション　47

【に】

二重エネルギー X 線吸収法　7

日本整形外科学会治療成績判定基準　63

日本整形外科学会腰痛評価質問票　63

【ね】

ネジ山　16

熱障害　107

年齢　19, 20, 37, 75, 78

【の】

囊胞抑制効果　71

ノミ　57

【は】

肺　91

肺梗塞　107

ハイスピードドリル　61, 62

バックアウト予防　119

ハンマー　57, 86

【ひ】

引き抜き強度　7, 11, 16, 26, 28, 33, 34, 38-41, 92, 93, 99

　──と骨密度の相関　34

　──，PS単体の　68

　──，骨密度の違いによる　34

　──，従来法の　37

皮質下骨　93

皮質骨　2, 5, 7, 15, 20, 21, 38, 40, 50, 57, 59-62, 80, 91, 93, 108

皮質骨軌道　2

皮質骨骨折　62, 63

皮質骨スレッド　7, 16

皮質骨接触　4, 22

皮質骨タップ　62

皮質骨，骨密度の高い　5

皮質骨，前方　84

尾側逸脱　61

尾側スクリュー　79

尾側方向　33, 34

皮膚切開　49, 72

肥満　115

【ふ】

不安定性　74, 113

フックシステム　99, 119

プロービング　57

プローブ　12, 47, 61, 85, 86

分散拡大要因　21

分離椎体　40

【へ】

ヘッドマウントディスプレイ　47

変位量　33

変性すべり症　40

【ほ】

膀胱直腸障害　98, 119

放射線治療　96

放射線被曝　47

傍脊柱筋　22, 78, 85, 94

補強　99, 107, 116

歩行障害　64, 98, 102, 119

ポリアクシャルヘッド　52, 53, 57

【ま・も】

マーカー　50

マーキング　102

モーメントに対する椎体制動性　33, 34

【ゆ】

有限要素解析　25, 40, 68, 72, **115**

有限要素モデル　25, 32, 115

癒合不全　7

弛み　7, 15, 59, **60**, 69, 71, 106, 107, 112, 116

【よ】

腰回旋筋　49

腰神経後枝内側枝　22

腰仙椎移行部　84, 85, 115

腰椎CBT　92, 93, 94

　──法　96, 99

　──法スクリュー　89

腰椎VAS　63, 65-67, 72

腰椎機能障害　64

腰椎高位　5, 19, 20

腰椎骨密度　19-21, 29, 37, 114

腰椎骨密度若年成人平均値　114

腰椎終板　85

腰椎すべり症　**58**, 74

腰椎前方すべり症　58

腰椎椎間孔狭窄症　74

腰椎椎間板症　11, 18, 74

腰椎椎間板ヘルニア　63, 74

腰椎粉砕骨折　98, 104, 110

腰椎分離症　60

腰椎分離すべり症　63

腰椎変性疾患　25, 32, 65

腰椎変性すべり症　11, 18, 60, 63

腰椎変性側弯　18, 61

腰椎用プローブ　15, 53

腰椎，下位　2, 39, 61, 62, 78, 107, 108

腰椎，上位　63, 78

腰椎，第1　47

腰椎，第3　47, 123

腰椎，第4　25, 28

腰椎，第5　123

腰痛　65, 102, 121

腰部脊柱管狭窄症　18

【ら・り】

ラテラルコネクター　103, 114

リカバリーショット　106

リュエル　93

両軌道の交差部位　108

臨床成績　60

臨床評価　66, 72

隣接椎間関節　78

隣接椎間障害　16, 74, 119

【れ・ろ・わ】

レバーアーム　8, 38, 89

ロッド　8, 11, 21, 58, 62, 63, 75, 79, 80, 93, 103

ロッド設置　57

ロッド長　30, 75, 79

ロッドとの締結　**87, 115**, 118

ロッド，頭側　75

ロッド，両側2本　115, 118

ロッド，両側4本　115, 118

論文による固定性の相違　9

ワイヤー　99

あとがき

　2011 年 9 月のことです．今でも覚えています．初めて CBT を紹介されたときの衝撃．"未知との遭遇"というと大げさかもしれませんが，今までの椎弓根スクリューの概念を覆す発想に度肝を抜かれました．私の中では真に常軌を逸した軌道でした．"こんなものあり得るはずがない"と，瞬間的に CBT の否定材料を探しながらも，同時に"そうか，その手があったか"と，どこか冷静にその凄みに納得してしまいました．医学はこのように従来の概念から頭を切り離すことを繰り返して進歩していくものです．皮質骨と接触する軌道，ひとたび思いついてしまえば，誰でもすぐに思い付きそうな他愛もない発想かもしれませんが，常識の壁を破り，このアイデアに至った Hynes 先生に心から敬意を表さずにはいられません．私は CBT に一目惚れしました．

　その日から，上司（谷戸祥之先生）とともに熱狂する日々が始まりました．調べれば調べるほど，CBT は未知な点が多いことがわかりました．"椎弓根に対して外に向かって打てばいい"，CBT はそんなに単純なものではありませんでした．本書は，CBT 法の基礎，臨床，応用へと，一つ一つの謎を紐解いていった軌跡から構成されております．学会発表のたびに会場の皆様からいただいた質問・疑問が次へのヒントとなり，CBT への期待と批判を繰り返しながら，行き着いた一つの答えであります．CBT 法の導入当時にはわからなかった CBT の特徴（長所・短所）が明らかとなり，徐々にその対策もみえてきました．まだまだ解明すべき点がありますが，CBT 法がスタンダードな手術手技として確立し，治療戦略の一つとして次世代に受け継がれていくことを切に願います．そして，本書が，その一助になればこの上ない幸せです．

　末筆ではありますが，いつも丁寧にご指導いただいた先生方，惜しまず研究に協力してくれた後輩の先生方，的確な助言をくださった担当編集者の川村隆幸氏に感謝の意を表したいと思います．そして，ワーカホリックな私をいつも支えてくれている家族（妻・子供たち）に謝意を表することを，お許しください．

　2016 年 3 月 26 日

松川啓太朗

Cortical Bone Trajectory（CBT）法
―理想の軌道がここにある

発　行　2016年4月24日　第1版第1刷ⓒ

編　集　谷戸祥之　松川啓太朗
　　　　　やとよしゆき　まつかわけいたろう

発行者　青山　智

発行所　株式会社 三輪書店
　　　　〒113-0033 東京都文京区本郷6-17-9　本郷綱ビル
　　　　TEL 03-3816-7796　FAX 03-3816-7756
　　　　http://www.miwapubl.com/

装丁・本文デザイン　株式会社 アイディープランニング

印刷所　新協印刷 株式会社

本書の内容の無断複写・複製・転載は，著作権・出版権の侵害となることが
ありますので，ご注意ください．

ISBN 978-4-89590-551-0　C 3047

JCOPY　＜(社)出版者著作権管理機構　委託出版物＞

本書の無断複製は著作権法上での例外を除き禁じられています．複製される
場合は，そのつど事前に，(社)出版者著作権管理機構（電話 03-3513-6969，
FAX 03-3513-6979，e-mail：info@jcopy.or.jp）の許諾を得てください．